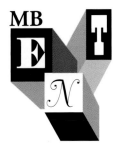

編集企画にあたって……

　聴覚情報処理障害(APD)という言葉が，2018年頃より，NHKの番組を通じて広がり，「聞こえているのに聞き取れない」という困難を訴える当事者の声が徐々に広がり出した頃から，この疾患に興味を持ち外来で診察するようになった．そして，日本におけるAPD研究のパイオニアである小渕千絵先生に検査法を教えていただくようになり，川瀬哲明先生らと2019年の秋，聴覚医学会でAPDの研究について話をするようになった．その冬に，当事者会を立ち上げたばかりの渡邉歓忠さんと患者さんを通じて知り合った．これらの出会いが，2021年から3年にわたり実施されたAMED研究「当時者ニーズに基づいた聴覚情報処理障害の診断と支援の手引きの開発」に繋がった．この研究班の活動を通じて，APDはより広い概念である「聞き取り困難症」(LiD)となり，研究班の成果として，2024年3月に「LiD/APD診断と支援の手引き」(2024年)を研究班のホームページに発表することができた．本特集は，日本で初めて作られた「LiD/APD診断と支援の手引き」に続く，初めての「聞き取り困難症」(LiD)に関する特集であり，手引きを補完し解説する役割を担っている．10名の執筆者は，7名はAMED研究班から，3名も研究に協力いただいたこの分野に精通した先生方である．

　LiDの概念と現状を阪本が，診断法について小渕千絵先生に，鑑別診断を土橋奈々先生，新川智佳子先生，中川あや先生，加我君孝先生にお願いした．それぞれ，軽度難症，隠れ難聴，機能性難聴，ANについてLiDとの鑑別を詳細に解説されている．末梢性のLiDの原因の一つとして注目される内リンパ水腫との関連を吉田忠雄先生にお願いした．また，小児科からみたLiDを瀬戸俊之先生に解説していただいた．支援対応に関しては，環境調整とトレーニングについて片岡祐子先生に，補聴器関連を岡本康秀先生にお願いした．いずれも非常な力作で，本特集が多くの先生方に届き，LiD診療のお役にたてることを祈っている．そのことが，診断と支援を待つ多くの当事者の方々の期待に応えることになれば幸いである．

2024年7月

阪本浩一

KEY WORDS INDEX

和　文

あ・か行

一側性難聴　20
オーディトリー・ニューロパシー
　43
蝸電図　27
環境調整　67
聞き取り困難症
　1,13,50,58,67,75
聞き取り困難症/聴覚情報処理障害
　33
機能性難聴　33
軽度難聴　20

さ行

支援　67
支援方法　1
耳小骨筋反射　27
自閉スペクトラム症　33,58
集音器　75
情報保障　67
神経発達症　33,58
診断基準　1
心理学的評価　13
髄鞘障害　27

た行

多診療科・多職種連携　58
注意機能　13
注意欠陥多動性障害　33
注意欠如多動症　58
中等度難聴　20
聴覚情報処理検査　50
聴覚情報処理障害
　1,50,58,67,75
聴覚評価　13
聴性脳幹反応　27,43
デジタルワイヤレス補聴援助システム
　75

な・は行

内リンパ水腫　50
日本医療研究開発機構　1
ヒアラブルデバイス　75
複雑な聴覚検査　13
補聴器　20,75

わ行

歪成分耳音響放射　43

欧　文

A

ABR　27,43
ADHD　33,58
AMED　1
AN　43
APD　1,58,75
ASD　33,58
attention　13
attention deficit/hyperactivity
　disorder　58
auditory assessment　13
auditory brainstem response　43
Auditory Neuropathy　43
auditory processing disorder
　1,50,58,67
auditory processing test　50
autism spectrum disorder　58

C・D

cochlear synaptopathy　27
CS　27
demyelination　27
diagnostic criteria　1
distortion product otoacoustic
　emission　43
DPOAE　43

E・F

electrocochleography　27

endolymphatic hydrops　50
environmental adjustment　67
functional hearing loss　33

H・I・J

hearable device　75
hearing aid(s)　20,75
information support　67
Japan Agency for Medical
　Research and Development　1

L

LiD　1,58,75
LiD/APD　20,33
listening difficulties　1,13,50,58
listening difficulties/auditory
　processing disorder　20
listening difficulty　67

M

magnetic resonance imaging　50
middle-ear muscle reflex　27
mild hearing loss　20
moderate hearing loss　20
MRI　50
multi-disciplinary collaboration
　58

N・P・R

NDD　58
neurodevelopmental disorders
　33,58
psychologic assessment　13
Roger　75

S・U・W

support　67
support methods　1
unilateral hearing loss　20
WISC-Ⅳ　33

WRITERS FILE ライターズファイル（50音順）

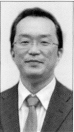

岡本　康秀
（おかもと　やすひで）

1996年	獨協医科大学卒業 慶應義塾大学医学部耳鼻咽喉科入局
2001年	国立東京医療センター耳鼻咽喉科・感覚器センター
2004年	慶應義塾大学医学部耳鼻咽喉科，助手
2009年	稲城市立病院耳鼻咽喉科，部長
2016年	東京都済生会中央病院耳鼻咽喉科，部長

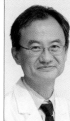

阪本　浩一
（さかもと　ひろかず）

1989年	愛知医科大学卒業 大阪市立大学耳鼻咽喉科入局
1996年	同大学大学院修了
2002年	同大学耳鼻咽喉科，助手 神戸大学耳鼻咽喉科，助手
2003年	兵庫県立こども病院耳鼻咽喉科，主任医長
2009年	兵庫県立加古川医療センター耳鼻咽喉科，部長 兵庫県立こども病院耳鼻咽喉科，部長（兼務）
2016年	大阪市立大学大学院医学研究科耳鼻咽喉科・頭頸部外科，病院教授
2024年	大阪公立大学大学院医学研究科聴覚言語情報機能病態学寄付講座，特任教授／医誠会国際総合病院診療副院長，イヤーセンター長

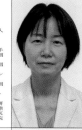

中川　あや
（なかがわ　あや）

1999年	山形大学卒業 大阪大学耳鼻咽喉科入局
2004年	同大学大学院修了 市立吹田市民病院耳鼻咽喉科
2010年	市立池田病院耳鼻咽喉科
2020年	同，部長

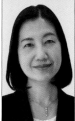

小渕　千絵
（おぶち　ちえ）

1997年	立教大学卒業
1999年	東京学芸大学大学院修了
2002年	筑波大学大学院修了
2000～20年	国際医療福祉大学保健医療学部，助手／講師／准教授
2020年	同大学成田保健医療学部，教授
2024年	筑波大学人間系，教授

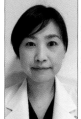

新川　智佳子
（しんかわ　ちかこ）

2007年	山形大学卒業
2009年	同大学耳鼻咽喉・頭頸部外科学講座入局
2017年	同大学大学院修了
2020年	同大学，助教

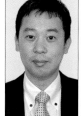

吉田　忠雄
（よしだ　ただお）

2003年	名古屋大学卒業 中部労災病院，研修医
2004年	名古屋大学耳鼻咽喉科入局
2010年	フィンランドタンペレ大学留学 名古屋大学耳鼻咽喉科，助教
2016年	同，講師
2023年	同，准教授

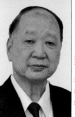

加我　君孝
（かが　きみたか）

1971年	東京大学医学部卒業 同大学医学部耳鼻咽喉科学教室入局
1986年	帝京大学医学部，助教授
1992年	東京大学医学部，教授
2004年	日本耳科学会，理事長
2007年	東京医療センター，感覚器センター長 東京大学，名誉教授
2010年	東京医療センター，名誉感覚器センター長
2015年	日本耳鼻咽喉科頭頸部外科学会東京都地方部会長
2019年	神尾記念病院，顧問 公益財団法人颯田医学奨学会，理事長
2022年	公益財団法人国際耳鼻咽喉科学振興会，理事長

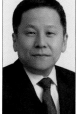

瀬戸　俊之
（せと　としゆき）

1993年	大阪市立大学卒業
1999年	同大学院修了（医学博士）
2002～05年	米国 UCLA，研究員
2011年	大阪市立大学大学院発達小児医学，講師
2018年	同，准教授
2019年	同大学臨床遺伝学，准教授／医学部附属病院ゲノム医療センター，副センター長／ゲノム診療科，副部長
2022年	同（現：大阪公立大学），病院教授

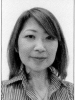

片岡　祐子
（かたおか　ゆうこ）

1998年	岡山大学卒業 同大学耳鼻咽喉科入局
2002年	同大学大学院修了
2003年	岡山大学病院耳鼻咽喉科，助手
2017年	同，講師
2023年	同大学病院聴覚支援センター，准教授

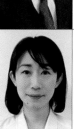

土橋　奈々
（つちはし　なな）

2008年	広島大学卒業
2010年	九州大学耳鼻咽喉・頭頸部外科入局
2011年	慶應義塾大学医学部耳鼻咽喉科，共同研究員
2013年	国立成育医療研究センター耳鼻咽喉科
2015年	福岡市立こども病院耳鼻いんこう科
2018年	九州大学病院耳鼻咽喉・頭頸部外科
2020年	同，臨床助教
2022年	同，助教
2023年	浜の町病院耳鼻咽喉科・頭頸部外科

前付 3

CONTENTS 聞き取り困難症—検出と対応のポイント—

聞き取り困難症の概念と現状
—LiD/APD 診断と支援の手引き(2024)より—···阪本　浩一　　1

日本初の LiD/APD 診断・支援ガイドラインを作成し，当事者のニーズに応じた
診断基準と支援方法を提示する．

聞き取り困難症の診断法—聴覚評価を中心に—···小渕　千絵ほか　13

聞き取り困難症(LiD)の聴覚評価では，基本的な聴覚検査に加え，拡張高周波数
聴力測定および複雑な聴覚評価を行うが，明確な鑑別という点でさらなる検証が
必要である．

聞き取り困難症の鑑別診断
1) 軽度難聴，一側性難聴···土橋　奈々　20

軽度難聴，一側性難聴では，LiD/APD と同じく複数音声下，騒音下などでの聞
き取り困難を認めうる．聴力検査などによる鑑別と，適切な対処を行うことが重
要である．

2) 隠れ難聴の概念と診断法···新川智佳子　27

隠れ難聴は，cochlear synaptopathy や髄鞘障害が原因と考えられており，ABR
や蝸電図，耳小骨筋反射などが検査方法として報告されている．

3) 機能性難聴···中川　あやほか　33

LiD/APD と機能性難聴，神経発達症はオーバーラップする疾患である．患者の
『困り感』を解明し，支援することに発達検査，心理検査が果たす役割は大きい．

4) Auditory Neuropathy と LiD の相違点は何か·······························加我　君孝　43

Auditory Neuropathy(AN)は他覚的聴力検査で診断可能である．DPOAE は正
常，ABR あるいは ASSR が無反応．いわゆる聞き取り困難症(LiD)は DPOAE も
ABR も ASSR も正常である．類似点があっても他覚的聴覚検査では異なる．

編集企画／阪本浩一
大阪公立大学特任教授

Monthly Book ENTONI　No. 301/2024. 9　目次

編集主幹／曾根三千彦　香取幸夫

聞き取り困難症と内リンパ水腫 ……………………………………………… 吉田　忠雄　**50**

LiD/APD の聞き取りには中枢性のみではなく，内リンパ水腫などの末梢性の障
害も影響を与えることがあり，総合的な診断が必要となる．

小児科からみた聞き取り困難症 ……………………………………………… 瀬戸　俊之　**58**

小児の聞き取り困難症(LiD/APD)は神経発達症との関連が示唆されている．診
断や病態を考えるうえで幼少期からの発達歴や行動評価ができる小児神経科医や
児童精神科医，臨床心理士などとの多診療科・多職種連携が重要である．

聞き取り困難症の対応

1)環境調整と聴覚トレーニング ……………………………………………… 片岡　祐子　**67**

聞き取り困難症(LiD/APD)の対応として，介入選択の手順，介入手法について，
環境調整とトレーニングを中心に概説する．

2)補聴器とその周辺，補聴援助システム ……………………………………… 岡本　康秀　**75**

LiD に対して雑音を軽減することは難聴者と同様一つの大きなテーマである．補
聴のデバイスや補聴援助システムを使うことで LiD の聞き取りの向上につながる
可能性がある．

Key Words Index …………………………… 前付 2
Writers File ………………………………… 前付 3
FAX 専用注文書 ……………………………… 87
FAX 住所変更届け …………………………… 88
バックナンバー在庫一覧 …………………… 89
Monthly Book ENTONI 次号予告 …………… 90

【ENTONI®（エントーニ）】
ENTONIとは「ENT」（英語のear, nose and throat：耳鼻咽喉
科）にイタリア語の接尾辞 ONE の複数形を表す ONI をつけ，
耳鼻咽喉科領域を専門とする人々を示す造語．

前付 5

聞き取り困難症　聴覚情報処理障害
LiD / APD
診断と支援の手引き (2024 第一版)

https://apd.amed365.jp/ にて 無料公開中！

サイトの二次元バーコード

サイトのトップページにある
『研究成果を公開します！』から
PDFファイルをダウンロードしていただけます。

手引きの内容（もくじ）

LiD/APDの診断基準、検査手法や支援の方法などをまとめた国内初の手引きです　（全7章 32p）

1) LiD/APD の概念
2) LiD/APD の現状
　2-1) LiD/APD 当事者の現状
　　　（当事者アンケートより）
　2-2) 小児学童の LiD/APD
　2-3) 耳鼻科医師の意識調査
3) LiD/APD の診断
　3-1) 診断基準 - 支援のための診断 -
　3-2) LiD/APD の検査法
　　3-2-1) 自覚症状の評価
　　3-2-2) 聴力検査
　　3-2-3) 聴覚情報処理検査（APT）
　　3-2-4) その他の結果
　　　（雑音下語音聴取検査、方向感検査など）
　　3-2-5) 心理検査（質問紙など）
　　3-2-6) 発達検査（WAIS,WISC）
　3-3) LiD/APD の鑑別疾患
　　3-3-1) 感音難聴（軽度難聴）
　　3-3-2) Hidden hearing loss
　　3-3-3) Auditory Neuropathy と
　　　Auditory Neuropathy Spectrum Disorders
　　3-3-4) 機能性難聴
4) LiD/APD の支援
　4-1) 環境調整
　4-2) 補聴器　補聴援助システム
　　　ノイズリダクションシステムなど
　4-3) リハビリテーション　心理的支援
5) 小児の LiD/APD における特徴と問題点
　5-1) LiD/APD と神経発達症との関連について
　5-2) 言語発達、構音障害との関係
6) LiD/APD 研究における当事者会の役割
7) LiD/APD 研究の課題と今後の展望

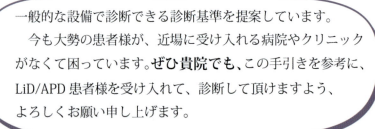

一般的な設備で診断できる診断基準を提案しています。
　今も大勢の患者様が、近場に受け入れる病院やクリニックがなくて困っています。**ぜひ貴院でも、**この手引きを参考に、LiD/APD 患者様を受け入れて、診断して頂けますよう、よろしくお願い申し上げます。

編集者
大阪公立大学大学院　聴覚言語情報機能病態学寄付講座
特任教授　阪本浩一

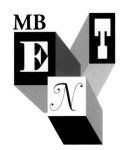

◆特集・聞き取り困難症―検出と対応のポイント―

聞き取り困難症の概念と現状
―LiD/APD 診断と支援の手引き(2024)より―

阪本浩一＊

Abstract 本研究は，聞き取り困難症(listening difficulties：LiD)および聴覚情報処理障害(auditory processing disorder：APD)の診断と支援に関する手引きの作成を目的としている．2021～2024 年にかけて，日本医療研究開発機構(AMED)の支援を受け，APD の実態調査と診断基準の策定を行った．研究結果に基づき，当事者のニーズに応じた支援方法を提案する．具体的には，純音聴力検査，語音明瞭度検査，質問紙調査を基にした診断基準を提示し，追加の聴覚情報処理検査や発達検査，心理検査の必要性を強調する．また，環境調整や補聴器の使用，リハビリテーション，心理的支援などの具体的な支援方法についても述べる．今後の課題として，診断方法の改良と標準化，新たな治療法の開発，神経発達症との関連研究，長期的なフォローアップが挙げられる．本手引きが，LiD/APD 当事者の生活の質向上に寄与することを期待している．

Key words 聞き取り困難症(listening difficulties：LiD)，聴覚情報処理障害(auditory processing disorder：APD)，診断基準(diagnostic criteria)，支援方法(support methods)，日本医療研究開発機構(Japan Agency for Medical Research and Development：AMED)

はじめに

「聞き取り困難症」という言葉は，純音聴力検査は正常範囲にあるのにもかかわらず，複数人数での会話や騒音下での会話などの場面で聞き取り困難を強く自覚する状態を意味する．これは，従来「聴覚情報処理障害(auditory processing disorder：APD)」と呼ばれていた疾患概念である[1]．APD とは純音聴力検査で正常範囲を示すにもかかわらず，騒音下での語音の聞き取りや早口音声，複数人数での会話などで聞き取り困難を訴える状態を指す．原因として，中枢の聴覚情報処理のみならず，認知，特に注意の問題，記憶の問題，語彙，理解など言語の問題などが複合的に関与していると考えられている．近年は欧米で listening difficulties(LiD)という，聴覚障害を除いた，聞き取りに関連する聴覚情報処理，注意，言語機能のすべてを含む症候名が使われることが増加している[2)3)]．我々は 2021 年から 3 年間，日本医療研究開発機構(AMED)の資金を得て，「当事者ニーズに基づいた聴覚情報処理障害診断と支援の手引きの開発」の題名で日本における APD の実態を明らかにし，診断と支援の手引きの作成を目指して研究を行ってきた[4]．この研究の特徴は，増加している当事者のニーズに真正面から取り組んだことであり，当事者会との 3 年間の協働作業は研究に大きな実りをもたらしたと自負している．研究 3 年目の 2024 年 3 月に，日本で初めての「LiD/APD 診断と支援の手引き」(2024 第一版)[5]を，研究グループの HP に公開することができた(https://apd.amed365.jp/index.shtml)．その過程で，現在までの APD の認知の広がりを考え，聞き取り困難を示す聴力正常な当事者を示す症候名として聞き取り困難症・聴覚情報処理障害(LiD/APD)と

＊ Sakamoto Hirokazu, 〒 545-8585 大阪府大阪市阿倍野区旭町 1-4-3 大阪公立大学大学院 聴覚言語情報機能病態学寄付講座，特任教授

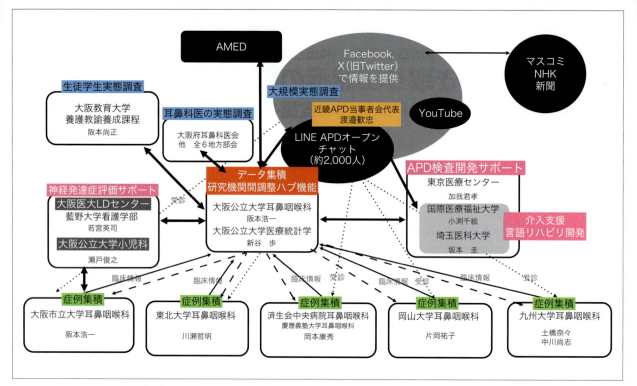

図 1. AMED「当事者ニーズに基づいた聴覚情報処理障害診断と支援の手引きの開発」(阪本班)組織図

表記するのが妥当と考えている．本稿では，LiD/APD の現状と診断および支援の実際について，「LiD/APD 診断と支援の手引き」を用いて解説する．

図 1 に AMED 研究班の組織図と分担研究者を示す．手引きは研究班の諸先生，当事者会の熱意と努力の賜物であることをここに示し，その努力に深謝する．「LiD/APD 診断と支援の手引き」は全 31 ページの PDF で公開されている．図 2 に目次と執筆者を示す．手引きは，1) LiD/APD の概念，2) 現状，3) 診断，4) 支援，5) 小児の問題，6) 当事者会の役割，7) 課題と展望の 7 章から構成されている．特に，近畿 LiD/APD 当事者会の代表の渡邉歓忠氏による 6) 当事者会の役割の部分には，研究における当事者の思いと懸念，研究の進行とともに深化する当事者会の役割がまとめられており，是非ご一読いただきたい．本稿では，他稿で取り上げられていない項目を中心に診断基準，手引きを解説する．

LiD/APD の概念

ここでは，LiD/APD の概念について，末梢聴覚は正常であるにもかかわらず，聞き取りが困難な条件下で通常より聞き取りが悪化するという自覚症状をもっている状態としている．基本的に中枢の問題であること，聴覚情報の処理に関する問題以外に，言語，注意の問題が重要であることを示している．図 3 に「聞き取り困難症」の概念図を示す[2]．この図に示されているように，LiD/APD は，末梢の聴覚障害を認めないものを想定しているが，いわゆる正常聴力と軽度難聴の境目は曖昧であり，中枢と末梢の問題を独立した問題と考えるのであれば，軽度を含めた難聴と LiD/APD の聞き取り困難を合わせて「聞き取り困難」と考えるのが自然である．しかし，その鑑別は現状では難しく今後の課題である[6]．また，hidden hearing loss[7]，内リンパ水腫など末梢の問題による聴覚閾値の上昇を伴わない程度の蝸牛の劣化，いわゆる末梢性の LiD/APD の存在と診断に関しては，加齢性変化の初期段階での聞き取りの低下についての問題や，認知症との関連を含めて今後の検討が必要である．

図 2. 「聞き取り困難症(LiD)/聴覚情報処理障害(APD)診断と支援の手引き(2024年第一版) 目次と担当執筆者

目次

1) LiD/APD の概念　（阪本浩一）
2) LiD/APD の現状
　2-1) LiD/APD 当事者の現状（当事者アンケートより）　（阪本浩一）
　2-2) 小児学童の LiD/APD　（阪本尚正，阪本浩一）
　2-3) 耳鼻科医師の意識調査　（阪本浩一）
3) LiD/APD の診断
　3-1) 診断基準－支援のための診断－　（阪本浩一）
　3-2) LiD/APD の検査法
　　3-2-1) 自覚症状の評価（阪本浩一）
　　3-2-2) 聴力検査　　　（土橋奈々）
　　3-2-3) 聴覚情報処理検査（APT）　（坂本　圭，小渕千絵）
　　3-2-4) その他の結果（雑音下語音聴取検査、方向感検査など）（岡本康秀）
　　3-2-5) 心理検査（質問紙など）　（岡本康秀）
　　3-2-6) 発達検査（WAIS, WISC）　（阪本浩一）
　3-3) LiD/APD の鑑別疾患　（阪本浩一）
　　3-3-1) 感音難聴（軽度難聴）　（土橋奈々）
　　3-3-2) Hidden hearing loss　（川瀬哲明）
　　3-3-3) Auditory Neuropathy と Auditory Neuropathy Spectrum Disorders　（加我君孝）
　　3-3-4) 機能性難聴（阪本浩一）
4) LiD/APD の支援　（片岡祐子）
　4-1) 環境調整　（片岡祐子）
　4-2) 補聴器　補聴援助システム　ノイズリダクションシステムなど　（土橋奈々）
　4-3) リハビリテーション　心理的支援　（小渕千絵）
5) 小児の LiD/APD における特徴と問題点
　5-1) LiD/APD と神経発達症との関連について　（瀬戸俊之）
　5-2) 言語発達、構音障害との関係　（阪本浩一）
6) LiD/APD 研究における当事者会の役割　（渡邉歓忠）
7) LiD/APD 研究の課題と今後の展望　（阪本浩一）

LiD/APD の現状

今回の AMED 研究でもっとも力を入れた部分であり，1. LiD/APD の当事者像，2. 小児学童における LiD/APD の実態，3. 耳鼻咽喉科医に対する意識調査の3つの研究を行った．

1．LiD/APD の当事者像

当事者会の協力を得て，オンラインでアンケート調査を実施した．そのうち，聞き取り困難がありながらも難聴がある，あるいは聴力が悪いと言われたことのない518例について解析を行った．回答者の性別は，男性124人，女性393人，未回答1人．年齢構成は，12歳以下9人，13～15歳7

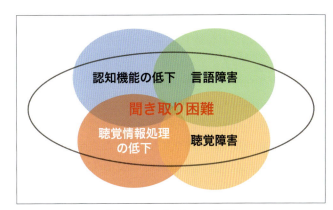

図 3. LiD と APD の関係
聞き取り困難を訴え，末梢性の聴覚障害が診断されたものを除いたものを LiD とする．聴覚情報処理の低下（APD）のみでなく，認知，言語など中枢機能の問題を含む．
（文献2より改変）

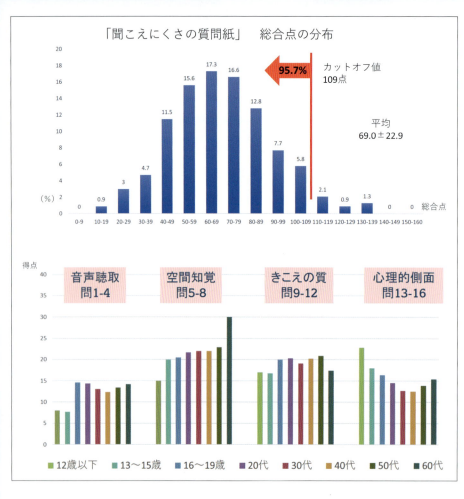

図 4.
当事者の自覚症状
対象者の回答した『聞こえにくさの質問紙』(小渕&加我, 2019)の得点は, 96%がカットオフ値を下回り, 聞き取りにくさを感じているという結果となった. また, 年齢によって, 心理的側面が悪化することは早期の支援の重要性を示唆している.

人, 16〜19歳33人, 20代179人, 30代122人, 40代114人, 50代46人, 60代7人であった. 小渕らの開発した「聞こえにくさの質問紙」[8]の得点は, 回答者の96%がカットオフ値の109を下回っていた. また, 「聞こえにくさの質問紙」ならびに, 小川らが作成した「きこえの困難さ検出用チェックリスト」[9]の結果は, 項目によって年齢により変化がみられる傾向があった[4)5)]. たとえば, 年齢の高い人のほうが聞こえなかった言葉を繰り返してもらうことへの心理的負担が重く, 聞こえにくさのために家族や友人と話すのをやめようとする傾向がみられた(図4). 聴覚的注意が続かないことへの悩みは中学生が多く, 小中学生はゆっくり話してもらうことや, 短い言葉で話してもらう必要性を成人よりも強く感じている, などである. 神経発達症に関しては, 全体の21.8%である113人が神経発達症の診断を受けたと回答した(内訳はASD(自閉スペクトラム症)72人, ADHD(注意欠如多動症)80人, LD(学習障害)5人, その他2人). ただし, 診断はないが神経発達症があると思う人が97人, グレーゾーンと考えている人が186人を含めると, 76.4%が程度の差はあるが発達の悩みを抱えているとも推測できた. 現在困っていることとしてよく挙げられたのは, 「職場(学校)での仕事(授業)の遂行」や「職場(学校)でのコミュニケーション」の問題である(どちらも当事者の約70%が困っていると回答). 一方, 「職場(学校)での人間関係」を問題に挙げたのは43%に留まった. 現状の困り感を改善するために必要と考えられることとしては「自らの努力」(64%)が一番に挙げられ, ついで「上司や同僚(先生やクラスメイト)の理解」(58%)となった. 理解について, 周囲のAPDの理解度を5段階(1が「よく理解している」, 5が『全く理解してくれない』)で評価を求めたところ, 「職場の上司や同僚(学校の先生やクラスメイト)の理解度」は3.82±1.01(平均値±

SD），「友人の理解度」は3.45±1.07，「家族の理解度」は3.21±1.24と，親しい関係ほど理解がよいと評価する傾向があったが，高齢の方は若者より家族の理解があまりよくないと感じる傾向にあった．今後必要と思うことは，「APDについての社会的認知を上げる」（89%），「診療体制の構築」（71%），「訓練方法の開発」（59%），「支援機器の開発」（57%）であった．他には，サポート環境の問題，障害者認定や手帳の交付，公的補助などの希望があった．これにより，LiD/APDの当事者像が明確になり，成人の若年女性に多くの当事者が存在すること，その困りごとが，疾患の理解と普及が必要であること，当事者が職場での困難を抱えていること，発達の問題を感じている当事者が多いが，診断に至っている割合は20%，いわゆるグレーゾーンといわれる方が多いことが明らかとなった．この調査の心理的困難さが年齢を重ねるごとに悪化するという結果から，LiD/APDのより早期での診断と介入の必要性が明らかとなった．

2．小児学童におけるLiD/APDの実態

欧米ではAPDは主に小児の聴覚障害の一つとして考えられ，診断・支援に関して各国でガイドラインが作成されている[10]．益田[11]によれば，『未就学児ではAPDによって了解度の低下した聴き取りが本人にとっての「当たり前」になるために，本人が，ことばを上手く聴き取れていないことに気付くことはできない』．そして，『学童期以降の小児，成人は，ことばの聴き取りにくさを当事者本人が訴えて来院する』という．しかし，来院する成人のAPD患者の中には，思い返せば小児期にAPDの症状があったものの，当時は気づいていなかった，あるいは自分の能力不足などの他の要因だと思っていたという意見がみられる．よって，学童期以降の小児でも自覚が芽生えるのには個人差や時間が必要であると推測できる．困難さの自覚がいつから発生するかは重要な問題であるものの，いつ頃から発症するのか，いつ頃から自覚するのか，という国内の実態を調べるために，

小学生から高校生までの広い年代とその保護者に，APDに関するアンケート調査を行い，小児のLiD/APD有病率，自覚症状の発生時期について明らかにしようと試みた．大阪教育大学附属の小学校・中学校・高等学校は，天王寺・平野・池田の3つのエリアにそれぞれ設けられており，全9校，在校生の総数は例年約4,400人となる．彼らとその保護者を対象に，小川らが作成した「きこえの困難さ検出用チェックリスト」を実施した．その結果，回答者のうち，26.5%の生徒が聞こえにくさを訴えており，保護者も26.1%が子どもの聞こえにくさを自覚していた．聞こえにくさの年代ごとの推移をみると，図5のように，高学年になるほど，子どもの聞き取りにくさの自覚は上昇するにもかかわらず，親はそこまで子どもが聞こえづらいとは思わないという認識の乖離がみられることが明らかになった．「きこえの困難さ検出用チェックリスト」は4種類の聞こえの要因を分析できるが，特に聴覚的注意要因において，親子の認識の乖離が顕著にみられた[12]．小児の場合，小学校低学年では，子ども自身の聞き取り困難に対する自覚症状は少ないこと，自覚症状は年齢が上がるにつれて増加することが明らかとなった．また，子どもが聞こえにくいと訴える場合，保護者はその主訴を大げさだと思わずに，受け止め，理解することの重要性がうかがえる結果となった．

3．耳鼻咽喉科医に対する意識調査

当事者を受け入れる耳鼻咽喉科医が，LiD/APDをどのように考えているのかは非常に重要である．そこで，耳鼻咽喉科医に対して，我々のAMED研究分担施設がある3府県（拠点群），分担施設のない3府県（非拠点群）の全国6都道府県を対象にアンケート調査を実施した．その結果，拠点群から109人，非拠点群から73人の回答を得た．

LiD/APDという言葉について，この数年で知名度は拠点群でも非拠点群でも上昇しており，2023年度の時点で2021年以前と比べて，拠点群で69.7%，被拠点群でも54.8%がLiD/APDという言葉を知っていると回答した（図6）．診断につ

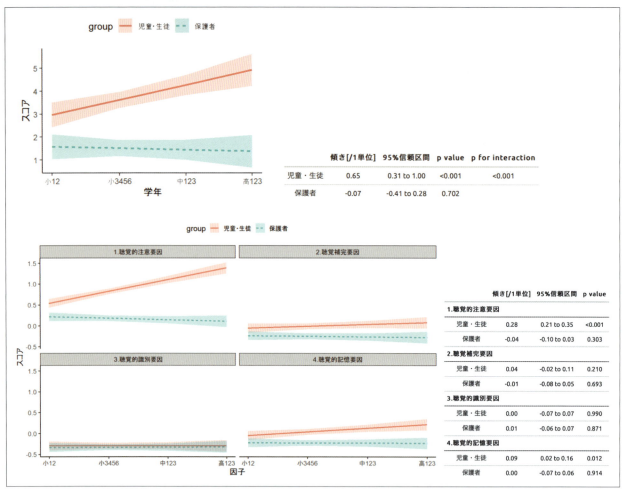

図 5. 児童生徒の自覚症状と保護者の見立ての乖離

児童の年齢が上がると聞こえに関する悩み（主に聴覚的注意要因に関する悩み）が大きくなることや，親子での聞こえに対する問題意識が，児童の年齢が上がるほど乖離していき，児童が聞こえに悩んでいても親が問題を過小評価する傾向があることもわかった．特にチェックリストの聴覚的注意要因と聴覚的記憶要因において，親子の問題意識の乖離がみられた．

いては，積極的に行っているところは拠点群 5%，非拠点群 8% にすぎないが，患者が来れば対応する施設は，拠点群も非拠点群も 40% 前後となっている（図 7）．診断後の支援については，拠点群も非拠点群も 77% は診断までしか行っていないという回答であった．また，診断には診断基準が必要であると拠点群では 87.2%，非拠点群では 80.8% の医師が回答しており（図 8），診断基準の必要性を求める意見が強かった．その診断基準については，正確な診断を目指すべきという意見より，多くの当事者を拾い上げられるものを考えるべきという意見のほうが多くみられた（図 8）．また，LiD/APD の診察経験があると回答した 132 人の実施可能検査の調査では，100% 実施可能な純音聴力検査に加えて，語音聴力検査は 64%，OAE（耳音響放射）検査が 48% であり，もっとも普及している小渕式の APT（聴覚情報処理検査）[13] は 17% であった[5]．現状，診察経験のある施設においてもこの現状を考えると APT を診断基準に加えることは，診断可能施設を大幅に制限することになると考えられた．

LiD/APD の診断

今回の手引きのもっとも重要な部分であり，前項で示した「聞き取り困難を自覚し，純音聴力検査では検出できない」当事者の方々を広く拾い上げ，支援につなげることのできる診断基準を提案した．そのうえで，必要な検査と考えるべき鑑別

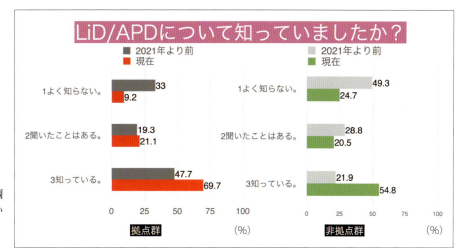

図 6. 耳鼻咽喉科医への調査, LiD/APD についての認知度

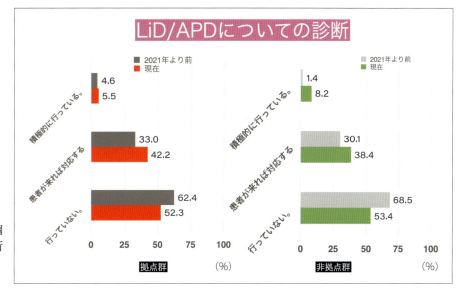

図 7. 耳鼻咽喉科医への調査, LiD/APD の診断を行っているか

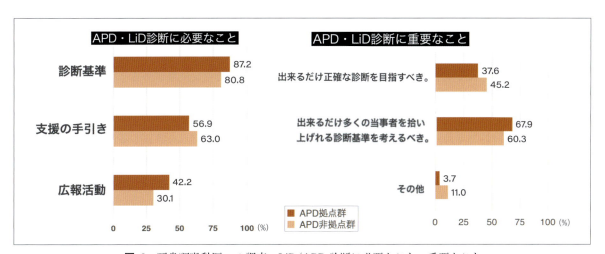

図 8. 耳鼻咽喉科医への調査, LiD/APD 診断に必要なこと, 重要なこと
当事者のニーズに基づいた研究方針と, LiD/APD に関心のある耳鼻咽喉科医の意見は, 様々な病態を含む聞き取り困難をもつ当事者を支援につなげるための診断基準を求めていた.

表 1．聞き取り困難症(LiD)/聴覚情報処理障害(APD)診断基準

必須条件	追加検査
1．純音聴力検査が両側，4 分法 B(500 Hz，1000Hz，2000Hz，4000 Hz の平均)にて 25 dB 未満，かつ，特定の周波数で 25 dB 以上の閾値上昇がない． 2．語音明瞭度が正常範囲(静寂下の語音明瞭度が 85％以上) 3．聞き取り困難の自覚症状を認める．(小渕らの聞こえにくさ質問紙 109 点以下，または，小川らの聞こえの困難さ検出用チェックリスト 6 点以上) 以上，1〜3 をすべて満たすものを LiD/APD とする．	**(詳しい症状の把握のため)** 1．聴覚情報処置検査(小渕式，八田式) 2．雑音下音場語音検査(静寂時，S/N0dB) 3．ABR，ASSR，OAE／MRI，CT **(適切な支援のため)** 1．心理発達検査質問紙(AQ，A-ADHD，PARS，CARRS，ADHD-RS など) 2．発達検査(WISC-Ⅳ，Ⅴ，WAIS-Ⅳ) 3．言語評価(KABC-Ⅱ，LC-SA，STRAW-R，J.COSS など)

LiD/APD は症候名であり原因病名ではなく様々な病態を含む．必須検査後，追加検査を行うことが望ましい．特に，小児の場合は可能な限り検査可能施設に紹介すること．
原因，併発症の診断，支援の方針決定のために追加検査の必要性を考える．

（文献 5 より一部改変）

診断について述べる．

1．診断基準について

表 1 に我々の提唱する診断基準を示す．我々は LiD/APD の定義として，原則として中枢に原因をもつ聞き取り困難であること，聞き取り困難の自覚症状を有していること，末梢性の聴覚障害を認めないこととした．それに従って，聞き取り困難の訴えを自覚し，純音聴力検査が正常，かつ両耳の語音明瞭度が正常範囲のものを LiD/APD と考えることを提唱した．APT を実施し 1 項目でも異常が認められることを確認することが望ましいが，APT の普及の程度と診断を求める当事者の広がりを考え診断での必須項目には入れなかった．もちろん，LiD/APD は症候名であり，原因病名ではなく，様々な病態を含む．上記の確認に必要な検査のみならず，各人の病態を知るためには，APT，発達検査など追加検査を行うことが望ましい．

2．診断基準

LiD/APD の診断基準は，必須項目 3 項目と追加検査から成る．まず以下の 3 つの必須条件を満たす必要がある．

1）純音聴力検査

「純音聴力検査が両側，4 文法 B(500 Hz，1000 Hz，2000 Hz，4000 Hz の平均)にて 25 dB 未満，かつ特定の周波数で 25 dB 以上の閾値上昇がない」とする．純音聴力検査は，患者の聴力を評価し，末梢性聴覚障害がないことを確認するために実施する．この検査は必須である．これにより，聞き取り困難の原因が中枢性の問題であることを示唆する．Hidden hearing loss，内リンパ水腫などの純音聴力検査正常な末梢病態が除外できないことは留意しておく．

2）語音検査

「語音明瞭度が正常範囲(静寂下の語音明瞭度が 85％以上)」とする．語音検査は，当事者が音声をどの程度理解できるかを評価するための重要な検査であり，必須である．当事者の言語音を聞き取る能力を評価し，聴覚情報処理能力の評価に役立つ．この異常は，Auditory Neuropathy の鑑別に重要である．語音検査では，6-7 語表および 5-7 語表を用いて，単音の静寂下での語音明瞭度を評価する．語音検査の正常範囲は，静寂下での最高語音明瞭度が 90％以上とされる．これ以下の場合，語音の理解に問題があるとされる．今回の指針では 85％以上としている．

3）質問紙

当事者の自覚症状を評価するために使用される質問紙が必須である．以下の 2 種類の質問紙の使用を推奨する．

① 小渕らの質問紙[8]

小渕らの質問紙は，音声聴取，空間知覚，聞こえの質，心理的側面の 4 つの項目から成り，それぞれ 4 つの質問がある．合計 16 項目で構成される．各質問に対して 0〜10 点のスケールで回答する．合計得点が 109 点以下の場合，LiD/APD の

可能性が高いとされる.

② 小川らのチェックリスト[9]

小川らのチェックリストは，聞こえに関する 20 項目と発達に関する 7 項目の計 27 項目から成る．各質問に対して，同年代と同じくらい 0 点～非常に多い 3 点までの 4 段階で評価する．聞こえに関する項目の合計が 60 点満点で，3～5 点以上で問題があるとされる．我々は 6 点以上を陽性と考えている．7 項目の質問からは，神経発達症の傾向を把握できる．

4）追加検査

LiD/APD の診断を確定するためには，以下の追加検査が推奨される．追加検査は主として耳鼻咽喉科で行われる「症状の把握と原因の精査に関する検査」と，言語聴覚士，心理士などの協力のもと，小児科医，精神科医との連携も考慮して行われる「より適切な支援のために行われる検査」に分けられる．

＜症状の把握のための検査＞

① 聴覚情報処理検査（APT）

APT は，両耳分離聴検査，両耳融合能検査，雑音下聴取検査，早口音声聴取検査，ギャップ検出閾値検査，聴覚的注意検査，複数音声聴取検査などから成る．これらの検査により，患者の聞き取り困難の症状を詳細に評価し，どの部分に問題があるかを評価する[13]．それぞれの検査はいずれも，複数の要因により影響を受ける．当事者の日常生活における困難を検査結果として明らかにすることがもっとも重要と考える．各検査の正常値平均 -2 SD 以下の項目が 1 項目以上あることが望ましい．AMED 集積症例の検討では約 90％の症例で 1 項目以上の陽性結果を示した．しかし，全項目正常であっても LiD は否定できないことに留意する．分離聴力検査，早口音声聴取検査の陽性率が高い．

② 雑音下語音聴取検査

雑音下での語音の聞き取りを評価するための検査である．患者が雑音環境下でどの程度語音を理解できるかを測定する．この検査は，聴覚医学会の補聴器適合検査の指針（2010）の語音検査音源用として頒布されている 5-7 語表の雑音付加音源を使用して検査可能である．我々は，快適閾値での静寂下，S/N 比 0 dB の条件で測定している．また，雑音下の音声を評価する検査として，雑音下聴取検査（日本語版 HINT（hearing in noise test）：J-HINT），方向感を評価する検査として，強度差と時間差をヘッドホンで測定可能な方向感機能検査と，複数のスピーカーを使用する音源定位検査がある．詳細は手引きを参照されたい[5]．

③ ABR，ASSR，OAE／MRI，CT

Auditory Neuropathy（AN）の鑑別診断，軽度難聴の有無の確認，機能性難聴の診断などに，他覚的聴力検査（ABR（聴性脳幹反応），ASSR（聴性定常反応），OAE（耳音響放射））は重要である．また，画像検査として，中枢病変の確認，内リンパ水腫の評価に MRI，奇形を含めた側頭骨病変の評価に CT も重要である．

＜適切な支援のための検査＞

① 心理発達検査質問紙

心理発達面の評価は，LiD/APD の評価に重要である．発達面の評価を行える質問紙として，成人に対しては，当事者の自記式の質問紙が利用できる ASD に対する AQ，ADHD に対する CARRS，A-ADHD などがある．小児でも小児用 AQ はあるが，小児の ASD の診断にもっともよく用いられる PARS 検査は，医療者の聞き取りによる構造面接が必要である．ADHD に行われる ADHD-RS も同様である．この結果を発達検査とあわせて評価することが望ましい．また，当事者の心理的な困難さやストレスレベルを SDS，HAS などで評価することも有用である．これにより，聞き取り困難における発達面の問題の関与について判断する．また，心理的な側面は非常に重要であり，その合併は症状の悪化に関与している．

② 発達検査（WAIS-IV，WISC-IV）

発達検査は，患者の知能や認知機能を評価するために行う．言語理解，知覚推理，ワーキングメモリ，処理速度などの指標が含まれる．聞き取り

困難の自覚症状と認知の凸凹の関連が認められる．特に，ワーキングメモリの下位項目，数唱，語音整列の関係など，詳細な分析で困難さの説明に有効である[4]．これにより，患者の聞き取り困難が他の神経発達症や認知機能の問題に関連しているかを評価する．特に小児においては，発達や言語の評価が重要である．小児期の発達の問題は，聞き取り困難に直接関係することが多いため，早期の評価と介入が不可欠である[12]．

③言語評価

小児の聞き取り困難は，言語発達と関連し，学習障害との関連も指摘されている．このため，小児に精通した言語聴覚士による言語評価は非常に重要である．対象児の年齢，発達に応じて，日本語版 KABC-II，LC-SA（学齢版　言語コミュニケーション発達スケール），STRAW-R（改訂版標準読み書きスクリーニング検査），J.COSS（日本語理解テスト）などを実施し評価する．また，構音の評価も重要である．小児の LiD/APD は音韻の問題を伴っていることがあり，言語訓練に抵抗して遷延する構音障害例では LiD/APD の評価の実施を考慮する[5]．

支援について

LiD/APD の診断が確定した後，当事者が適切な支援を受けられるようにすることが重要である．支援にあたっては，当事者各人の現状把握と課題の分析が重要である．支援には以下のような方法がある[5][14]．

1．環境調整

環境調整は，当事者が日常生活や職場での聞き取りを向上させるための重要な支援方法である．具体的には，以下のような対策がある．

1）静かな環境の提供

騒音を最小限に抑えた環境で活動することが推奨される．たとえば，オフィスや教室での雑音を減らすためにカーペットを敷いたり，騒音を遮断する壁を設置するなどの対策が有効である．

2）視覚的サポート

視覚的な情報を提供することで，聴覚情報の補完が可能である．たとえば，プレゼンテーションの際にスライドや図表を用いることで，情報の理解を助けることができる．

3）位置調整

話者とリスナーの距離を近づけることも重要である．特に，小児においては，教師が教室の前方で話す際に，聞き取りやすい位置に座るように指導することが効果的である．

2．補聴器・補助機器の使用

補聴器や補助機器を使用することで，聞き取り困難を改善することができる．基本的には LiD/APD の当事者で，補聴器の適応になる例は少ない．小児学童を中心に補聴援助システムの有効性が高い．成人でも，受信機の種類によっては使用可能である．騒音下の聞き取り困難の改善には，ノイズリダクションシステム（ノイズキャンセル）を有するイヤホン，耳栓など有効である．最新の製品は外部音の取り込みも可能である．介入に関する明確なエビデンスは得られていないため，今後の検討が期待される．

1）補聴器

軽度の聴覚障害をもつ当事者には，補聴器の装用が有効である．補聴器は，音声を増幅し，聞き取りを容易にする．

2）補聴援助システム

教室や会議室などで使用される補聴援助システムは，話者の声を直接患者の耳元に届けることができ，騒音下でも明瞭な音声を提供する．現在難聴児で使用されるロジャーシステムは，送信機の種類によっては，職場，家庭でも使用可能であり，LiD/APD の当事者には有効性が高い．

3）ノイズリダクションシステム

ノイズリダクションシステムは，環境騒音を低減し，重要な音声信号を強調することで，聞き取りを助ける．

3．リハビリテーションと心理的支援

トレーニングに関するエビデンスも明確ではな

いが，リハビリテーションや心理的支援も重要な支援方法である．

1）リハビリテーション

聴覚トレーニングや音声トレーニングを通じて，聴覚処理能力を向上させることができる．専門の言語聴覚士による指導が効果的である．

2）心理的支援

聞き取り困難が原因で生じるストレスや不安を軽減するために，心理的支援が必要である．カウンセリングや心理療法を通じて，患者の心理的な健康をサポートする[5]．

今後の研究の展開について

LiD/APD の研究はまだ始まったばかりであり，今後研究がさらに進展することが期待される．以下に，今後の研究の展開について述べる．

1．診断方法の改良と標準化

LiD/APD の診断方法をさらに改良し，標準化することが求められる．特に，APT や発達検査の結果をより精密に評価し，診断の精度を高めるための研究が必要である．また，純音聴力検査正常な末梢病態，特に hidden hearing loss，内リンパ水腫などの鑑別，LiD/APD と末梢性の難聴の合併例の聞き取りの問題については，特に診断法の検討が必要である．

2．新たな治療法の開発

LiD/APD に対する新たな治療法の開発も重要である．たとえば，聴覚トレーニングプログラムやデジタルツールを用いた治療法の研究が進められている．これにより，当事者が自宅でも簡単にトレーニングを行えるようになることが期待される[1]．

3．神経発達症との関連研究

LiD/APD と神経発達症（ASD，ADHD など）との関連性を明らかにする研究が必要である．本手引きでも，LiD/APD に合併する神経発達症の検討は実施したが，神経発達症における LiD/APD の合併に関する情報は少ない[3]．これを明らかにすることにより，神経発達症をもつ当事者に対す

る包括的な支援が提供できるようになる．

4．長期的なフォローアップ研究

LiD/APD 当事者に対する長期的なフォローアップ研究を行い，支援の効果や患者の生活の質の向上について評価することが重要である．これにより，より効果的な支援方法が明らかになるであろう．さらに，聞き取り困難の症状をもつ LiD/APD の成人の加齢性変化については，難聴と認知症の面からも重要と考えている．

まとめ

LiD/APD は，聞き取り困難を引き起こす中枢性の問題であり，適切な診断と支援が必要である．診断基準として，質問紙，純音聴力検査，語音検査が必須であり，追加の検査として APT や発達検査，心理検査などが推奨される．特に，小児においては，発達や言語の評価が重要である．診断後は，環境調整や補聴器・補助機器の使用，リハビリテーション，心理的支援が必要である．

今後の研究においては，診断方法の改良と標準化，新たな治療法の開発，神経発達症との関連研究，長期的なフォローアップ研究が重要な課題となる．これらの取り組みにより，LiD/APD 当事者の生活の質が向上し，よりよい支援が提供されることが期待される．

参考文献
1) 小渕千絵，原島恒夫：きこえているのにわからない　APD（聴覚情報処理障害）の理解と支援．学苑社，2016．
2) Dillon H, Cameron S：Separating the Causes of Listening Difficulties in Children. Ear Hear, **42**（5）1097-1108, 2021.
3) 小渕千絵：Listening Difficulties（LiD）の評価とその課題．Audiol Jpn, **66**（4）：221-229, 2023.
4) 阪本浩一：当事者ニーズに基づいた聞き取り困難症（LiD）/聴覚情報処理障害（APD）研究の現状と展望．Audiol Jpn, **66**（6）：511-522, 2023.
5) 阪本浩一，關戸智恵（編）：聞き取り困難症（LiD）/聴覚情報処理障害（APD）診断と支援の手引き（2024 第一版）．2024.3. https://apd.amed365.jp/index.shtml

6) 川瀬哲明：Listening difficulties with clinically normal audiogram—原因病理に対する考え方と診断上の問題点—．Audiol Jpn, **66**(4)：237-246, 2023.

7) Liberman MC, Epstein MJ, Cleveland SS, et al：Toward a Differential Diagnosis of Hidden Hearing Loss in Humans. PLoS One, **11**(9)：e0162726, 2016.

8) Obuchi C, Kaga K：Development of a questionnaire to assess listening difficulties in adults with auditory processing disorder. Hear Balance Commun, **18**：29-35, 2019.

9) 小川征利，原島恒夫，堅田明義：通常学級に在籍する児童のきこえの困難さ検出用チェックリストの作成．特殊教育学研究, **51**(1)：21-29, 2013.

10) American Speech-Language-Hearing Association(ASHA)(Central)Auditory processing disorders technical report.(cited 2019 Jun 20)

11) 益田　慎：聴覚情報処理障害の診断と対応．日耳鼻会報, **123**(3)：275-277, 2020.

12) Sakamoto S, Sekido T, Sakamoto N：Survey of students and guardians for assessing the early detection of auditory processing disorder and listening difficulties in school-age students. Int J Pediatr Otorhinolaryngol, **176**：111812, 2024.

13) 加我君孝(監)，小渕千絵，原島恒夫，田中慶太(編著)：聴覚情報処理検査(APT)マニュアル．学苑社, 2021.

14) 片岡祐子：APD/LiD の診断と支援．Audiol Jpn, **66**(4)：230-236, 2023.

◆特集・聞き取り困難症—検出と対応のポイント—

聞き取り困難症の診断法
—聴覚評価を中心に—

小渕千絵[*1] 坂本 圭[*2]

Abstract 聞き取り困難症(listening difficulties：LiD)に対する聴覚評価について概説した．第一に，難聴やAuditory Neuropathyといった末梢聴覚系の疾患との鑑別のために基本的な聴覚検査を行うことは不可欠である．加えて，聴覚評価では見出しにくい末梢聴覚系の問題を検討するうえで，8000 Hzを超える拡張高周波数聴力の測定も行うことが求められるようになってきている．次に，複雑な聴取環境を想定した様々な聴覚評価である聴覚情報処理検査(APT)，雑音下の文聴取検査(HINT-J)などにより，日常生活での聞き取りにくさを検討することが必要となる．しかしながら，LiD例の本質的な問題が聞き取りにおける注意機能であるため，負荷をかけた聴覚評価場面を設定しても統制された検査場面であることには変わりがなく明確な鑑別は困難となりやすい．心理面での微妙な変化については生理学的に捉えることも難しいため，当事者のもつ困難さを心理学的に詳細に捉え，客観化できることが必要といえる．

Key words 聞き取り困難症(listening difficulties)，聴覚評価(auditory assessment)，注意機能(attention)，複雑な聴覚検査，心理学的評価(psychologic assessment)

はじめに

聞き取り困難症(listening difficulties：LiD)は，「聞こえているのに聞き取れない」症状を訴える．当事者が抱える聞き取りの問題を明確にするためには，聞き取りに関係する聴覚評価と，聞き取りにくさの原因を探るうえで必要となる聴覚以外の評価が必要となり，これらを合わせて当事者の抱える本質的な問題を明らかにし，適切な支援の検討を行うことが重要である．ここでは検査の中核となる聴覚評価において，必要な検査とその現状を概説し，聴覚評価における今後の課題と展望についても説明する．

基本的な聴覚評価

自覚的な聴覚検査である純音聴力検査，語音聴力検査，聴性脳幹反応や耳音響放射などの他覚的聴覚検査は，聞き取りの問題が疑われた場合にはじめに実施する基本的な聴覚評価といえる．LiDを訴える例の中には，難聴やAuditory Neuropathyといった末梢聴覚系の疾患を抱える例もみられるため，基本的な聴覚評価による鑑別が不可欠といえる．自覚的・他覚的聴覚検査の結果から，難聴やAuditory Neuropathyの可能性が推定された場合には，補聴器や人工内耳の適応について検討され，直接的な対応・介入が可能となる．一方で，これらの検査で問題がみられないことが確認された場合，さらなる聴覚評価を行うこととなる．なお，LiDを認知的な問題と考えた場合には末梢病理も併存する可能性があり，この付加的な病理によりLiDの症状を悪化させる要因，あるいは中枢の機能病理が軽度の場合にはその症状を顕在化させる要因となりうる[1]との報告もみられる．このため，基本的な聴覚検査でわずかな聴力低下がみられた際には，その検査結果の解釈については十分な留意が必要といえる．

[*1] Obuchi Chie，〒305-8572 茨城県つくば市天王台1-1-1 筑波大学人間系，教授
[*2] Sakamoto Kei，埼玉医科大学病院耳鼻咽喉科

表 1. 聴覚情報処理検査（APT）と測定内容

検査名	測定する内容
1. 両耳分離聴検査	両耳に競合する検査音状況下での聴取能力を測定
① 単耳単音節	
② 単耳単語	
③ 単音節	
④ 単語	
⑤ 短文	
2. 早口音声聴取検査	単耳聴での低冗長性検査に該当する検査であり, 1.5 倍速, 2.0 倍速の早口で話された音声の聴取能力を測定
① 通常発話文	
② 1.5 倍速文	
③ 2.0 倍速文	
3. 雑音下の語音聴取検査	単耳聴での低冗長性検査に該当する検査であり, スピーチノイズ下での語音の聴取能力を測定
4. ギャップ検出閾値検査	時間分解能を測定
5. 両耳交互聴検査	両耳からの検査音を統合する両耳融合能を測定
6. 聴覚的注意検査	聴覚における注意力, 特に選択的注意, 持続的注意能力を測定
7. 複数音声下の聴取検査	複数の人が話す中で, 音源の位置を頼りに定位する能力を測定
8. 追加試験 （感情識別検査）	声の韻律的側面に注目し, 聴取能力を測定

（文献 5 より）

拡張高周波数聴力の測定

通常の純音聴力検査の測定周波数は 125〜8000 Hz であるが，これを超える周波数帯域の聴力測定の重要性が指摘されている．8000 Hz までのオージオグラムでは正常であっても，8000 Hz を超える聴力では低下がみられる例があり，これらの拡張高周波数帯域での聴力低下と雑音下での聴取能力が関係し，加齢性難聴の予測因子となることが指摘されている[2]．すなわち，通常の純音聴力検査ではわからない末梢聴覚系での問題を明らかにすることができるといえる．LiD が疑われた例の中にも拡張高周波数の聴力が低下し，中枢よりも末梢聴覚系の問題の可能性が高い例の報告[2,3]もみられる．拡張高周波数聴力が何を測定しているのかについては現在も議論が続いている[4]が，末梢聴覚系の問題を明らかにする一つの方法として考え，LiD が疑われた例に対しては，精査を行う前に拡張高周波数聴力の測定をまずは行うことは有用といえる．なお，拡張高周波数聴力測定については，一般に用いられるオージオメータの付加的な機能，あるいは追加検査として使用できる場合が多い．拡張高周波数聴力測定には，純音聴力検査の時に用いられる気導受話器ではなく，拡張高周波数に対応した受話器が必要となる

ことに留意し，測定を基本的な検査として考えていくことも必要である．

複雑な聴覚検査

LiD を訴える当事者の多くは，静寂下では聞き取れるが，雑音が多い環境での聞き取りづらさを訴えることが多い．すなわち聴取環境により聞き取りが異なるということである．どのような環境になると聞き取りにくくなるのか，まずは環境騒音の影響について客観的に検証することが必要である．また，話し手の発話速度や明瞭性など，聞き取りにくさに関係する様々な要因を検討できるよう，日常生活状況を想定した聴覚検査場面を設定し，日常生活での聞き取りにくさを聴覚検査で明らかにすることが必要となる．

1. 聴覚情報処理検査（auditory processing test：APT）

APT[5]は，通常の聴覚検査では測定しにくい，聴取に負荷のかかる場面を設定した聴覚検査である．難聴や LiD など，聞き取りに困難を抱える当事者が，聴取環境が厳しい場合でどのような影響を受けるのかを確認するための簡易検査である．表 1 に示す通り，複数の検査が含まれている．検査ごとの難易度が様々であるため，対象に合わせて検査を抽出して検討することが必要である．

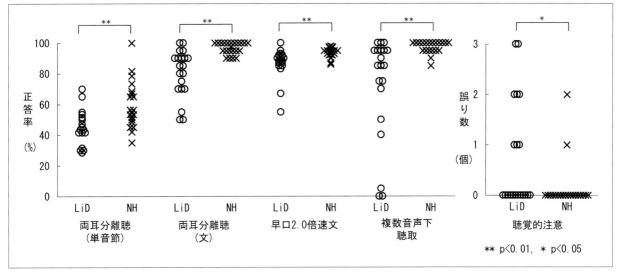

図 1. 聴覚情報処理検査(APT, 学苑社)における LiD 例と健聴例(NH)の結果の比較
（文献 3 より転載）

成人例の評価の場合には，「両耳分離聴検査の単音節」と「両耳分離聴検査の文」「早口音声聴取検査の 2.0 倍速文」「複数音声下聴取検査」「聴覚的注意検査」という 5 つの検査を抽出することとなる．図 1 には，30 歳未満で聞き取りに問題のみられない健聴者(NH)20 人と，LiD の症状を抱える例 20 人の結果についてプロットしたものである．群間で比較すると両群間には有意な差がみられるが，健聴者の結果の範囲と LiD 例の個別結果を対応させて考えると，健聴者の結果の範囲内の成績を示す例も多くみられる．そこで，健聴者の平均・標準偏差(SD)をもとに，1 SD 以上であれば 1 点，2 SD 以上であれば 2 点，3 SD 以上で 3 点，4 SD 以上で 4 点というように，健聴者との差の程度を LiD の個別結果を検査ごとに重みづけし，得点化したものが図 2 である．検査ごとに比較すると大きな差がみられない結果(図 1)についても，5 つの検査課題を重みづけ得点に変換することで，両群間の差が明確になったといえる．このため，複数検査での重みづけ得点を算出して検討することも有用である．なお，重みづけ得点によって健聴者の 1 SD 以上となっているのは 15 人(75%)であった．

小児においては，年齢に応じて検査を選択していくとよい．小学校中学年以上であれば，成人と同じ検査の選択で問題がないが，幼児であれば

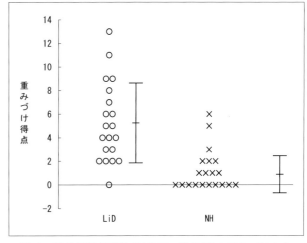

図 2. 聴覚情報処理検査(APT, 学苑社)を重みづけした得点の比較

「両耳分離聴検査の単語」や「雑音下の語音聴取検査」「両耳交互聴検査」，小学校低学年であれば，「両耳分離聴検査の文」「早口音声聴取検査の 1.5 倍や 2.0 倍速文」「聴覚的注意検査」を実施するなど，検査目的に合わせて選択することが望ましい．小児においては成人に比して難度は適切な場合もある．子どもの状況に合わせて検査を選択していくことが必要である．また，年代ごとの結果についても標準値として示されているが，子どもについては発達の遅れを抱えている例もみられるため，単純に生活年齢で比較しにくい点もみられる．LiD を抱える子どもの発達状況を把握し，行

うべき適切な検査課題を選択して実施していくことが必要といえる．

なお,「ギャップ検出閾値検査」については，時間分解能の測定のための検査であり，基本的にLiD例については低下がみられない検査である．難聴やAuditory Neuropathyのように末梢聴覚系の問題により時間分解能に影響する疾患との鑑別に用いられる．海外においては，課題そのものの難度の高い「ギャップ検出閾値検査」が用いられており，設定されている課題そのものに注意機能の負荷が高いためにLiD例での成績低下がみられていると考えられる．このため，LiD例で時間分解能が低下しているのではなく，課題の複雑さにより注意機能のバランスが保てず成績が低下していることに留意する必要がある．

2．雑音下の聴取検査

雑音下での聴取について測定する検査として，Hearing in Noise Test-Japanese(HINT-J)[6]が挙げられる．ターゲットとなる3〜4文節文と長時間スペクトラムノイズを正面スピーカーから同時に提示する条件(noise front条件)，ターゲット文は正面でノイズは左または右側方から提示する条件(noise left条件，noise right条件)を行うことにより，雑音下での文聴取の程度について検討できる検査である．また，ターゲット文とノイズのS/N比は適応型に変化し，20文の実施で最終的に50%聴取可能な文聴取閾値がS/N比で示される．このため，日常生活の中で，どの程度の雑音があると聞き取りにくくなるのかなどを予測するうえでの参考値になるといえる．

HINT-Jは，2024年3月現在，国内では研究用として用いられており，標準検査には至っていないが，各国の言語に合わせた検査文が作成され，結果は国際的な比較が可能となっている．図3には，HINT-Jのnoise front条件を30歳未満の健聴者37人，LiD例28人に実施した結果を示した．LiD例の中にHINT-Jが不良な例が数人存在するが，多くは健聴者程度の実施が可能な例が多いといえる．健聴者の1 SD以上であったのは5人

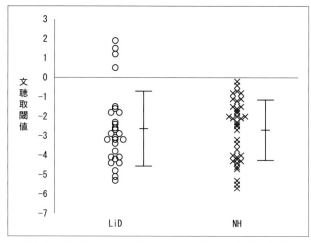

図3．HINT-JにおけるLiD例と健聴者の結果の比較

(13.5%)であり，必ずしも多いとはいえなかった．30歳以上例となると，雑音による文聴取への影響は高くなり，図3で示した結果よりもHINT-Jで低下する例も多くなると予測されるため，どのような影響で成績低下しているのかを十分に検討することが重要である．

雑音下の聴取検査にはその他にも，補聴器適合検査の指針[7]に含まれている検査もみられる．57-S語表に複数の雑音を負荷した検査であり，雑音の影響について検討が可能である．芦谷ら[8]は，この評価を応用し，補聴器適合検査用CDに収録されているノイズと67-S語表を組み合わせた雑音下聴取困難スクリーニング検査(listening in noise deficit screening：LINDS)を作成，小児に実施し，S/N比5 dBあるいは0 dBでLiDの症状を抱える子どもでの結果が健聴小児に比して不良となるため，スクリーニングとしては有用であることを示している．このような測定の工夫により聴取状況の把握も可能といえる．

3．日常生活を想定したより複雑な聴覚検査

日常生活での複雑な聴取環境を想定し，研究用として用いる検査がみられるようになっている．ここではそのいくつかについて概説し，LiD例に用いるべきより適切な検査の開発につながることが必要といえる．

1）両耳分離聴下の聴覚二重課題

1，2よりも複雑な課題として，両耳分離聴下での聴覚二重課題を作成した[9]．片耳では高頻度刺

激である1000 Hzあるいは低頻度刺激である2000 Hzのトーンピップが提示される．被検者には，1000 Hzのトーンピップが提示されるごとにボタンを押すよう求め，2000 Hzが提示された時にはボタンを押さないように伝える．一方で，もう片耳には短文が提示され，短文が聞こえ終わったところで正しく復唱するよう伝える．このような両耳に提示される異なる事象をそれぞれ同時に対応・遂行していく方法である．同時に両耳に注意を向けて，異なる行動を同時に行うことになるため，聞き取りにおける注意機能への負荷は高い検査であるといえる．複数課題を同時に遂行するような状況は日常生活でも生じうることであり，そのような状況にLiD例がおかれた場合には，より聞き取りにくさが生じることを示すことができる．また，雑音下の聴取状況でなくとも，聴取環境によってはLiD例で聴取能の低下がみられるということであり，LiD例の聴取特性を見極めるうえで用いるべき手法といえる．

2）音場での複数音声下聴取検査

Kawaseら[10]は，正面と左右30°，60°に設置した音場スピーカー5台を用いて，4つの競合音声（男性，4モーラ語）と1つのターゲット音声（女性，4モーラ語）をS/N比0 dBで同時に提示し，ターゲット音声を聴取する課題を実施している．この課題は，音場スピーカーを用いて空間を利用しており，ヘッドホンを用いた聴覚検査とは異なり，日常に近い検査環境となっている．また，5つの単語を同時に提示するため，複数話者の音声が混在した中で声の性別の違いを頼りに聞き取る複雑な課題といえる．この課題に，検査音が提示される前に手がかり音（ノイズバースト）をすべてのスピーカーから刺激間間隔を固定して提示する条件（時間手がかり）と，ターゲットが提示されるスピーカーのみから手がかりを提示してターゲット音が提示される位置がわかるようにするが，刺激間間隔はランダムとした条件（空間手がかり），両条件を組み合わせた条件（時空間手がかり）を設定し，手がかり条件の効果についても測定してい

る．この結果，LiD例では，健聴群に比してすべての条件で低下し，特に空間的な手がかりを提示した場合の聴取能の改善が顕著であったことを報告している．また，ヘッドホン条件での両耳分離聴検査との結果の比較も行い，音場スピーカーを用いた課題のほうが健聴群との差が明確であったことが示されている．日常生活に近い形での測定の必要性が示唆されるが，臨床場面では2台以上のスピーカーを設置することそのものが難しい施設が多いため，臨床応用をどのように行っていくかが課題である．

4．聴覚評価における今後の課題と展望

聴覚評価は，「聞き取りにくい」と訴える当事者の症状が，何らかの原因によるものであるのか，正常範囲内の聞き取りといえるのか，あるいは心因性であるのか，を見極めるうえで重要となる．しかしながら，いずれの手法を用いてもすべてのLiD例を聴覚検査によって明確に鑑別することは難しいのが現状といえる．なぜなら，本質的なLiD例の問題が聞き取りにおける注意機能であるため，どんなに負荷をかけた聴覚検査場面を設定しても，統制された検査場面であることは変わりがない．日常生活は検査場面とは大きく異なり，予測できない妨害音や呼びかけなども多くみられ，必要な音情報を得ることが難しい環境である．必要情報を聞き取るうえで妨害となるものは音刺激に限らず，個人の頭の中に思い浮かぶ様々な思考（マインドワンダリング）についても注意を削れる要因となりうる[3]．当事者個々の心理的な状況，物理的な聴取環境は様々であるため，それらすべてを検査上で再現することは難しい．実験室で行われる検査場面では事前の教示により，聞き取りにおいて生じる困難さを回避することが可能になり，どんなに日常生活で聞き取りの困難さを抱えていても，統制された場面では実施できる例もみられる．すなわち図4に示す聴力検査で測定された聴力のように，健聴例と明確に鑑別できることが望ましいが，実際のところは程度は様々であるものの，健聴群とLiD群で結果が重複

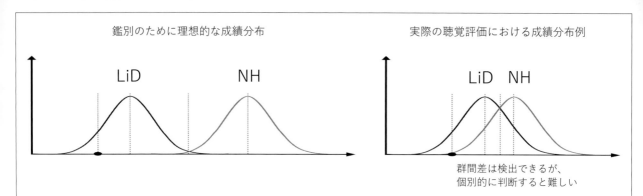

図 4. 鑑別において理想的な得点分布と得点分布重複がみられる分布

してしまう場合がほとんどである.

　一方で, 脳波や心拍などの生理的な反応による計測も客観的な指標の一つとはなりうる. しかしながら, 生理心理学の分野においても, 認知的活動と心理的な状態との関係を長い歴史の中で検討されてきたが, 心理面での微妙な変化を生理学的に捉えるのは困難と考える知見も多い. このため, 日常生活の聞き取りにくさをどのように聴覚評価によって再現するか, そして LiD の問題を聴覚医学の中で評価できるのかが今後の課題となる. 現状としては, まずは当事者のもつ困難さを心理学的に詳細に捉え, 記述あるいは客観化することがもっとも当事者の感覚を再現でき, かつニーズを汲み取ることにもつながるのではないかと考える. このような点について, さらなる研究・臨床の知見が今後も必要であるといえる.

文　献

1) 川瀬哲明：Listening difficulties with clinically normal audiogram. Audiol Jpn, **66**：237-246, 2023.
2) Zadeh LM, Silbert NH, Sternasty K, et al：Extended high-frequency hearing enhances speech perception in noise. PNAS, **116**：23753-23759, 2019.
   Summary　116人（平均年齢29.5歳）を対象に拡張高周波数聴力を測定し, 74人で 8000 Hz を超える高周波数聴力で低下がみられた.
3) 小渕千絵：Listening Difficulties（LiD）の評価とその課題. Audiol Jpn, **66**：221-229, 2023.
   Summary　LiDの背景要因が聞き取りにおける注意機能であること, そのことによる検査上の問題点, 今後の課題が明示されている.
4) Hunter LL, Monson BB, Moore DR, et al：Extended high frequency hearing and speech perception implications in adults and children. Hear Res, **397**：107922, 2020.
5) 加我君孝（監）, 小渕千絵, 原島恒夫, 田中慶太（編著）：聴覚情報処理検査（APT）マニュアル. 学苑社, 2021.
6) Shiroma M, Iwaki T, Kubo T, et al：The Japanese hearing in noise test. Int J Audiol, **47**：381-382, 2008.
7) 日本聴覚医学会：補聴器適合検査の指針. https://audiology-japan.jp/wp/wp-content/uploads/2017/05/shishin2010.pdf
8) 芦谷道子, 土井　直, 原島恒夫ほか：雑音下聴取困難スクリーニング検査の開発. Audiol Jpn, **62**：615-621, 2019.
9) Obuchi C, Kawase T, Kaga K, et al：Auditory attention ability under dichotic dual-task situation in adults with listening difficulties. Audiol Neurootol, **27**：1-8, 2022.
   Summary　30歳未満のLiD例と健聴例に対し, 両耳分離聴下の聴覚二重課題を実施し, 健聴例よりLiD例での低下が大きいことを示した.
10) Kawase T, Teraoka R, Obuchi C, et al：Temporal and directional cue effects on the cocktail party problem for patients with listening difficulties without clinical hearing loss. Ear Hear, **43**：1740-1751, 2022.
    Summary　30歳未満のLiD例と健聴例に対し, スピーカアレイを用いた複数話者下の語音聞き取り課題を実施し, LiD例での低下について示した.

Monthly Book ENTONI エントーニ

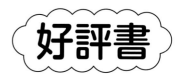 好評書

通常号定価
No.248・261・271⇒2,750 円（本体 2,500 円＋税）
No.294⇒2,860 円（本体 2,600 円＋税）

子どもの難聴を見逃さない！

No. 271（2022 年 5 月号）
編集企画／伊藤　真人（自治医科大学教授）

見逃さずに適切な診療を行うための
検査の概要や診断を解説

- 聴覚スクリーニング検査
- 子どもの聴力検査
- 補聴器の適応と調整
- 人工内耳の適応と療育
- サイトメガロウイルス感染症
- ムコ多糖症
- 滲出性中耳炎
- 慢性中耳炎
- 聴器の形成異常
- 遺伝性難聴

先天性サイトメガロウイルス感染症と難聴
―診断・予後・治療―

No. 261（2021 年 8 月号）
編集企画／小川　洋（福島県立医科大学会津医療センター教授）

耳鼻咽喉科・産婦人科・小児科・
病理の先生方など多科にわたって解説

- 先天性サイトメガロウイルス感染症とは？
- 先天性サイトメガロウイルス感染症と難聴
- 先天性サイトメガロウイルス中枢感染
- 先天性サイトメガロウイルス感染による難聴発症メカニズム
- 先天性サイトメガロウイルス感染症の胎児診断
- 先天性サイトメガロウイルス感染の出生後診断
- 先天性サイトメガロウイルス感染症に対する治療
- 先天性サイトメガロウイルス感染症と人工内耳
- 先天性サイトメガロウイルス感染症に対するワクチンの現状
- 先天性サイトメガロウイルス感染症に対する予防対策

軟骨伝導聴覚
―耳鼻咽喉科医に必要な知識―

No. 294（2024 年 3 月号）
編集企画／細井　裕司（奈良県立医科大学、理事長・学長）

軟骨伝導補聴器の適応やフィッティング、
装用効果など詳しく解説

- 軟骨伝導―補聴器から音響・通信機器へ、そして社会貢献へ―
- 軟骨伝導の音の伝導経路―気導、骨導、軟骨伝導の違い―
- 軟骨伝導音のシミュレータと評価手法開発の経緯
- 軟骨伝導振動子と軟骨伝導補聴器
- 軟骨伝導補聴器と骨導デバイス
  ―骨導補聴器、骨導インプラントとの違い―
- 先天性外耳道閉鎖症での装用効果
- 小耳症と軟骨伝導補聴器
- 後天性外耳道閉鎖症に対するフィッティング
- 一側性難聴耳に対するフィッティング
- 大学病院での軟骨伝導補聴器のフィッティング
- 医院での軟骨伝導補聴器のフィッティング
- 軟骨伝導補聴器の公的支援

補聴器・人工中耳・人工内耳・軟骨伝導補聴器
―聞こえを取り戻す方法の比較―

No. 248（2020 年 8 月号）
編集企画／神田　幸彦（神田 E・N・T 医院院長）

医師、言語聴覚士の立場から
リアリティー溢れる内容をお届け

- 補聴器 update
- 人工中耳 ―最近の進歩―
- 人工内耳 ―最近の進歩―
- 補聴器の聞こえの特徴とは？
- 人工内耳の聞こえの特徴とは？
- 補聴器と人工中耳の聞こえの特徴の差
- 補聴器と人工内耳の聞こえの特徴に関する経験と考察
- 目の前の患者にどのようなケースの場合、補聴器を勧めるか
- 目の前の患者にどのようなケースの場合、人工中耳を勧めるか
- 目の前の補聴器の患者にどのようなケースの場合、人工内耳を勧めるか
- 軟骨伝導補聴器の開発とその後の進歩
- 軟骨伝導補聴器と従来の補聴器との違い、目の前の患者に勧めるコツ

 全日本病院出版会　〒113-0033　東京都文京区本郷 3-16-4　Tel：03-5689-5989
www.zenniti.com　　　　　　　　　　　　　　Fax：03-5689-8030

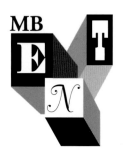

◆特集・聞き取り困難症—検出と対応のポイント—

聞き取り困難症の鑑別診断
1) 軽度難聴, 一側性難聴

土橋奈々*

Abstract LiD/APD(聞き取り困難症/聴覚情報処理障害)でみられる聴覚症状として, 聞き返しや聞き誤り, 雑音下での聴取困難, 聴覚的記銘力の低下, 劣化音声(早口や小声)の聴取困難, 聴覚的注意の低下, 視覚優位が挙げられる. 一方, 軽度難聴では複数音声下, 騒音下などの場面での聞き取り困難, また, 一側性難聴でも音源定位困難, 騒音下や離れた場所からの聞き取り困難を認めうる. 昨今の LiD/APD の認知度の高まりにより, 自身の聞き取りにくさから LiD/APD を疑い受診する例がある. 受診の際には, 聞き取り困難の症状の聴取とともに適切な聴力検査を行い, 軽度難聴, 一側性難聴の鑑別を行うことが必要である. 軽度難聴, 一側性難聴であっても, 言語発達遅滞や学業成績への影響, 心理的な影響も指摘されているため, 補聴器などのデバイスの導入や学校・職場などでの環境調整を検討することが重要である.

Key words LiD/APD(listening difficulties/auditory processing disorder), 軽度難聴(mild hearing loss), 中等度難聴(moderate hearing loss), 一側性難聴(unilateral hearing loss), 補聴器(hearing aids)

はじめに

LiD/APD の主訴は軽度難聴, 一側性難聴の患者の主訴と類似する. LiD/APD でみられる聴覚症状・機能として, 聴覚的識別機能(聞き返しや聞き誤りが多い), 雑音下での聴取(雑音など聴取環境が悪い状況下での聞き取りが難しい), 聴覚的記銘力(口頭で言われたことを忘れてしまう, 理解しにくい), 劣化音声の聴取(早口や小さな声などは聞き取りにくい), 聴覚的注意(長い話になると注意して聞き続けるのが難しい), 視覚優位(視覚情報に比べて聴覚情報に聴取や理解が困難)の6つが挙げられている[1]. 一方, 軽度難聴では静寂下や, 1対1の会話では聞き取り困難を生じないものの, 複数音声下, 騒音下などの特定の場面で聞き取り困難を強く訴えるという特徴があり, 音としては聞こえるが聞き取れないという症状を呈しうる. また, 一側性難聴でも患側の音声認識が弱く, 音源定位が困難, 騒音下や離れた場所からの音声の理解に苦労するといわれる[2](表1).

LiD/APD 疑いで 2019 年 1 月~2023 年 6 月の間に当科を受診し, 聴力検査, APT を行った 122 例の中にも, 少なくとも一つの周波数が 25 dB 以上であった軽度難聴は 11 例, 一側性難聴は 4 例あった. 聴力正常であることを聴力検査で確認した後に当科に紹介している例が多いと考えられることから, LiD/APD の認知度が上がったことを契機に, 自身の聞き取りにくさについて受診する例は全国的にも増えているのではないかと思われる. 会話は可能であるが, 聞き取りにくいという症状で受診される患者の中にはこのような軽度難聴・一側性難聴が含まれている可能性がある. LiD/APD は「聞こえている」のに「聞き取れ」ず, 通常の聴力検査では異常が発見されないことが特徴であるが, 鑑別診断として似たような症状をきたす軽度難聴や一側性難聴を除外し, 適切な対処を

---

* Tsuchihashi Nana, 〒812-8582 福岡県福岡市東区馬出 3-1-1 九州大学病院耳鼻咽喉・頭頸部外科/〒810-8539 福岡県福岡市中央区長浜 3-3-1 浜の町病院耳鼻咽喉科・頭頸部外科

表 1. LiD/APD, 軽度難聴, 一側性難聴における症状

LiD/APD	軽度難聴	一側性難聴
・聴覚的識別機能の低下(聞き返しや聞き誤りが多い) ・雑音下での聴取の低下(雑音など聴取環境が悪い状況下での聞き取りが難しい) ・聴覚的記銘力の低下(口頭で言われたことを忘れてしまう, 理解しにくい) ・劣化音声聴取の低下(早口や小さな声は聞き取りにくい) ・聴覚的注意の低下(長い話になると注意して聞き続けるのが難しい) ・視覚優位(視覚情報に比べて聴覚情報に聴取や理解が困難)	・言葉の一音一音を正確に判別することが困難 ・聞き間違えが多い ・助詞を聞き逃す ・知らない単語を正確に聞き取れない ・雑音下の聞き取りが悪い ・口の動きが見えないとわかりにくい ・話し相手が複数人になるとわからない ・電話口での声がわからない ・早口, 遠方・後方からの声がわかりにくい	・音源の位置の特定(音源定位)が難しく, どこから声をかけられたかわからない ・患側の音声の認識が弱い ・雑音下や離れた場所からの音声の理解が困難

行うことが必要である.

軽度難聴

1．軽度難聴の特徴

難聴の程度については, 様々な分類があるが, 日本聴覚医学会難聴対策委員会による分類では, 難聴によって生じる障害評価の点から, 4分法にて平均聴力レベルを算出し, 25 dB 以上 40 dB 未満を軽度難聴, 40 dB 以上 70 dB 未満を中等度難聴, 70 dB 以上 90 dB 未満を高度難聴, 90 dB 以上を重度難聴と定められている.「正常聴力」は, 聴覚的な障害(不自由, 不便, 日常生活上の問題など)が生じない聴力の範囲と定義し, 平均聴力レベル 25 dB 未満で最高語音明瞭度 80% 以上と定められている[3)4)].

軽度難聴では, 一見会話が通じているようにみえるが, 小さな音は聞こえにくい. そのため言葉の一音一音を正確に判別することが困難となり, 聞き間違えが多い, 助詞を聞き逃す, 知らない単語を正確に聞き取れない, 雑音下の聞き取りが悪い, 口の動きが見えないとわかりにくい, 話し相手が複数人になるとわからない, 電話口での声がわからない, 早口, 遠方・後方からだとわかりにくい, などの社会生活上の聞き取り困難症状をきたす. また, 中等度難聴になると明らかに構文・語彙などの言語発達の遅れがみられるが, 軽度難聴でも会話の聞き落としは容易に生じる. そのため小児の場合, 言語に触れる機会が減少し, 介入が遅れた分だけ語彙数や読解力といった国語力の低下をきたす. その結果として, 学業, 言語発達,

社会心理上の問題を抱えるリスクがあるとされるため, 早期の介入が重要である[5)6)].

高度〜重度難聴の場合には音声に対する反応自体が困難になることから本人が気づきやすく, また周囲からも気づかれやすいが, 軽中等度難聴の場合には, 小児であれば呼びかけにも反応し音声言語の習得が可能であるため気づかれにくく, 発見が遅れる傾向にあるため注意が必要である.

2．軽度難聴の原因

軽度難聴は様々な原因で起こる. 中耳炎や外耳炎, 耳垢, 耳硬化症, 鼓室硬化症, 耳小骨奇形などは伝音難聴をきたす代表的疾患である. また, 遺伝性難聴, サイトメガロウイルスによる難聴, 突発性難聴などの急性感音難聴, 薬剤性難聴などは感音難聴の原因である. 遺伝性難聴では, バリアントによって難聴の程度や進行の有無が異なることが知られている. *GJB2* は難聴遺伝子の中でももっとも多く同定されるものであるが, 軽度〜重度までと幅広い聴力像を呈する. また *STRC*, *KCNQ4*, *WFS1*, *MYO7A*, *MYO6*, *TECTA* などは軽中度難聴群に多くみられる. また, 進行性難聴を示すバリアントも数多く検出されており, *SLC26A4*, *CDH23*, *TMPRSS3*, *LOXHD1*, *KCNQ4*, *ACTG1*, *POU4F3*, *EYA4*, *MYO6*, ミトコンドリア遺伝子 m.1555A>G などは, その代表となる遺伝子である[7)8)].

3．軽度難聴に対する対応

軽度難聴では他人からは聞こえているようにみえるため小児の場合発見されにくい. 放置していると, 会話の聞き落としが累積し, 語彙数や読解

力などの国語力の低下をきたし，社会参加への影響を生じる危険性が高くなるとされるため，早期の発見，早期の介入が必要である．1歳以上の幼児では就学までに1万人あたり2人の両側難聴児が見つかるという報告があり[9]，新生児聴覚スクリーニングをパスしていることが確認されていても，進行性難聴，遅発性難聴，低音域難聴が存在している可能性を考慮し，聴力評価を行う．

標準純音聴力検査，未就学児であれば遊戯聴力検査などを行い，難聴の有無を評価する．また，検査音に対する反応が一定しない場合や，医療者側の聴覚印象と検査の結果が異なる場合には，他覚的検査としてDPOAE（歪成分耳音響放射），TEOAE（誘発耳音響放射）などのOAE（耳音響放射）検査，ABR（聴性脳幹反応），ASSR（聴性定常反応）にて，難聴の評価を行う．語音の聞き取りの評価のために，語音聴力検査も行ったほうがよい．小児の場合，児が検査時に音の提示を予測して応答したために実際の聴力より良好な結果が得られる場合があるため，検査値に疑いがもたれる場合には，児の反応の観察に加え，OAE，ABR，ASSRといった他覚的検査を併用することが必要である．OAE，ABR（click）だけでは低音域のみの難聴の検出は困難であるため，低音障害型の難聴の否定ができない時には，ASSRやABR（低音域のtone pip）を考慮する．ABRやASSR，乳幼児聴力検査が難しい医療機関では，これら検査が行える機関（精密聴力検査機関または二次聴力検査機関（日本耳鼻咽喉科頭頸部外科学会HPにリストあり））へ精査を依頼する．二次聴力検査機関は，ABRを備えてはいるものの，乳幼児の聴力を確定するために必要な条件詮索反応聴力検査（conditioned orientation response audiometry：COR）を実施できないことが多い．そのため，ABRなどで難聴の可能性が高いと判断された場合には，速やかに精密聴力検査機関などに紹介し，難聴の有無を確定することが必要である．

外耳炎や中耳炎などの治療可能な疾患を認めた場合には，その治療を行う．治療可能な病態を含んでいない場合，または加療可能な時期に至っていない場合，小児期であれば特に，速やかに聴覚補償を開始する．そして保護者と医療機関，療育機関が連携して長期的に「きこえとことば」の支援を行っていくことが必要である．軽中等度難聴児の言語発達に影響を及ぼす因子として，聴力，動作性知能，補聴器装用期間，難聴発見年齢などが指摘されている．補聴器の装用が限定的であると言語発達が障害されるが，長期間継続して補聴がなされた場合には，障害された言語発達が本来の知能まで近づく可能性が非常に高いことが報告されている[10]．成人の場合にも，補聴器の適応を医療者側が限定してはならない．希望に応じて語音聴力検査などの追加検査や補聴器試聴を提案し，導入につなげることが重要である．

また，学校や職場における環境調整も重要である．学校では教壇に近い側に健側がくるような席配置にする，職場では聞こえやすい席や立ち位置を確保するといった健側からの聞こえを活用する方法や，椅子の足に摩擦を軽減するものを装着する，コピー機や空調の近くを避けるなど，騒音を避けるための工夫で聞こえにくさを軽減することが可能である．周囲から配慮や協力を得られるようにすることも重要である．

軽度難聴においては聴力がさらに悪化しないよう気を配る必要がある．騒音への曝露や頭部外傷を避け，ムンプス・肺炎球菌などのワクチン接種を行うなど，予防できる難聴は予防することが重要である．定期的に耳鼻咽喉科を受診し，聴力の悪化をきたしていないか確認し，早期に対応できる体制が必要である．

一側性難聴

1．一側性難聴の特徴

一側性難聴とは，一側に永続的な聴力障害を認めるも，反対側の聞こえが正常な状態聴力障害と定義される[11]．先天性一側性難聴は全出生児の0.1〜0.2%の頻度で発症するとされており，1987年に行われた調査によると一側性難聴の罹患率は

約 0.2%とされていたが[12]，米国成人における一側性難聴の有病率は 7.2%であり，そのうち 5.2%が軽度，1.5%が中等度以上の一側性難聴であり，中等度〜高度難聴の約 1/3 に聞こえの問題があったとの報告もある[13]．本邦においても新生児聴覚スクリーニングが普及し，一側性難聴の発見率は増加しており，約 2 万例の新生児に AABR を用いた聴覚スクリーニングの報告では，片側 refer 率は 0.42%であり，中等度以上の一側性難聴は 0.09%であった[14]．

一側性難聴者の聞こえに関する症状として，音源の位置の特定(音源定位)が難しく，どこから声をかけられたかわからない，患側の音声の認識が弱い，雑音下や離れた場所からの音声の理解が困難であるという 3 つが挙げられている[2][15]．一側性難聴の聞こえについては，日常生活においてはほとんど支障がないと考えられてきたが，一側性難聴児では，言語発達遅滞[16]や学業成績への影響[17]をきたすという報告がある．また，高度難聴が残存した成人突発性難聴の場合，生活上の困難さや聞こえに関連した不快感・耳鳴のため，生活面の QOL 低下とハンディキャップが認められている[18][19]．また，心理的には，社会とのつながりが希薄で，より強い孤独感を感じるといわれる[20]〜[23]，一側性難聴は聞こえに関する問題だけでなく，対人関係の中から生じる心理的問題も抱えている[24]．

2．一側性難聴の原因

一側性難聴の原因は先天性と後天性で異なる．先天性一側性難聴の原因として，本邦では蝸牛神経低形成・欠損，ムンプス感染，先天性サイトメガロウイルス感染，内耳奇形などが占めている[25]〜[27]．ベルギーの報告では，先天性サイトメガロウイルス感染，蝸牛神経低形成の順に多く，原因不明が 4 割を占めていた[28]．それに対し，言語習得後の一側性難聴の原因として，大学病院 1 施設からの報告では突発性難聴が約半数を占め，次いで慢性中耳炎，真珠腫性中耳炎，小脳橋角部腫瘍が多くみられた[25]．また，後天性一側性難聴の

原因として知られるムンプス難聴であるが，2015〜2016 年の 2 年間についての全国の耳鼻咽喉科医療機関への調査にて，少なくとも 359 人が難聴となり，詳細が明らかな 335 人中一側性難聴の 320 人のうち約 91%にあたる 290 人に片耳の高度以上の難聴が後遺症として残り，両側難聴の 15 人のうち両側高度以上の難聴例も 12 例認められたと報告されている．予防接種を受けていない学童期と，次いで子育て世代にピークがみられ，予防接種の定期接種化が望まれる[29]．

3．一側性難聴に対する対応

難聴の確定のための検査については軽度難聴の項と同様である．一側性難聴に対し，医学的介入や支援の基準となりうる障害の程度分類は現在定まっていないが，難聴の原因や失聴期間，障害が及ぼす影響を踏まえて個々の症例ごとに検討する[30]．一側性難聴についても，外耳炎や慢性中耳炎，真珠腫性中耳炎，突発性難聴などの治療可能な疾患を認めた場合には，まずはその治療を行う．治療可能な病態を含んでいない場合，または加療可能な時期に至っていない場合は聴覚補償を検討する．米国においても成人一側性難聴の補聴器装用率は，軽度難聴で 1.4%，中等度〜高度難聴で 4.2%，全体で 2.0%と，補聴器装用率は非常に低く，公衆衛生学的視点からも教育の必要性が強調されているところである[13]．難聴の程度と聴力像より気導補聴器や骨導補聴器，軟骨伝導補聴器などを考慮する．成人発症の一側性難聴であれば，聞き取りの困難さを訴えることが多く，装用効果が期待できる聴力であれば，一般的な気導補聴器を試すのがよい[31]．小児の一側性難聴に対する補聴器装用は，その難聴の病態によっては患側の補聴効果が期待できない場合も少なくないが，本人の装用拒否や低年齢である故の管理の難しさがあり，また購入における公的補助が未だ拡充されていないことから経済的な負担も大きく，補聴器購入が困難なこともある．軟骨伝導補聴器は，一般的に外耳道閉鎖や慢性耳漏に対して適応する例が多いが，一側性難聴例は外耳道閉鎖の有無に

かかわらず装用効果を感じやすく，外耳道閉鎖や慢性耳漏以外に一側重度難聴例において有効な症例もあるため，適応は広くとらえたほうがよいとする報告がある[32]．

一側性難聴で患側が高度難聴になり補聴器の効果が薄い場合，CROS(contralateral routing of signal)補聴器も有用である[33]．CROS補聴器は，患側からの音声を拾うクロス送信機を患側に装用し，ワイヤレス経由で健側の補聴器に音声を届けるシステムであるが，両側分の補聴器を購入する必要性があるため費用が高額になるというデメリットがある．

埋め込み型骨導補聴器(bone-anchored hearing aid：BAHA)の効果に関するシステマティックレビューでは，音源定位には有効性は認められなかったが，騒音下での言語聴取能の改善が確認されており，聴力ハンディキャップの軽減とQOL向上が指摘されている[34]．先天性一側性高度難聴児に対する人工内耳手術は，聴覚の質や空間認知において有意な改善結果が報告され[35)36)]，3歳児までを対象とした前向き多施設共同研究では，人工内耳装用により両耳聴が得られる可能性が示されており，音源定位や雑音下での聴き取りの改善も期待されている[28]．しかし，人工内耳を使用できなかったり，使用が限定的になる場合もあるため，適応に際して慎重な検討が必要である[34]．成人発症例を対象にした検討では，人工内耳装用後の言語聴取能には難聴の原因疾患と病悩期間が深くかかわっており，10年以上の失聴期間を有する症例では言語聴取能の改善が乏しいことが指摘されている[37]．

また，一側性難聴においても，軽度難聴と同様，学校や職場における環境調整も重要である．教壇に近い側に健側がくるような席配置，聞こえやすい席や立ち位置を確保するといった健側からの聞こえを活用する方法や，椅子の足に摩擦を軽減するものを装着する，コピー機や空調の近くを避けるなど，騒音を避けるための工夫で聞こえにくさを軽減することが可能である．周囲から配慮や協力を得られるように働きかけることも重要である．

また，一側性難聴でも健側の聴力が悪化しないよう気を配る必要がある．軽度難聴と同様，騒音への曝露や頭部外傷を避け，ムンプス・肺炎球菌などのワクチン接種を行うなど，さらなる難聴を予防し，定期的な耳鼻咽喉科受診を行う．

まとめ

LiD/APD(聞き取り困難症／聴覚情報処理障害)でみられる聴覚症状として，聞き返しや聞き誤り，雑音下での聴取困難，聴覚的記銘力の低下，劣化音声(早口や小声)の聴取困難，聴覚的注意の低下，視覚優位が挙げられる．一方，軽度難聴では複数音声下，騒音下などの場面での聞き取り困難，また，一側性難聴でも音源定位困難，騒音下や離れた場所からの聞き取り困難を認めうる．昨今のLiD/APDの認知度の高まりにより，自身の聞き取りにくさからLiD/APDを疑い受診する例が増加している．受診の際には，聞き取り困難の症状の聴取とともに適切な聴力検査を行い，軽度難聴，一側性難聴の鑑別を行うことが必要である．軽度難聴，一側性難聴であっても，言語発達遅滞や学業成績への影響，心理的な影響も指摘されているため，外耳炎，中耳炎，真珠腫性中耳炎といった原疾患の治療や補聴器の導入，学校・職場などでの環境調整を検討することが必要である．

文　献

1) 小渕千絵：聴覚情報処理障害(auditory processing disorders, APD)の評価と支援．音声言語医学，**56**：301-307, 2015.
2) 加我君孝，竹腰英樹，小林　豊：2つの耳(両耳聴)と2つの眼(立体視)と頭部の運動．IRYO，**63**：545-557, 2009.
3) 難聴対策委員会：難聴対策委員会報告—難聴(聴覚障害)の程度分類について．Audiol Jpn，**57**：258-263, 2014.
4) 難聴対策委員会：難聴対策委員会報告—正常聴力について(障害のない聴力)．Audiol Jpn，**60**：83-88, 2017.
5) 福島邦博：軽度・中等度難聴児への対応．日耳

鼻会報, **116**：1056-1057, 2013.

Summary 難聴診断が遅れると言語発達の遅れは顕著となり，総合的な学力の低下や社会参加への影響を生じる危険性が高くなる．

6）McKey S, Gravel JS, Tharpe AM, et al：Amplification considerations for children with minimal or mild bilateral hearing loss and unilateral hearing loss. Trends Amplif, **12**：43-54, 2008.

7）Usami S, Nishio S：The genetic etiology of hearing loss in Japan revealed by the social health insurance-based genetic testing of 10 K patients. Hum Genet, **141**(3-4)：665-681, 2022.

8）土橋奈々：軽中等度難聴．MB ENT, **283**：1-7, 2023.

9）Davis A, Bamford J, Wilson I, et al：A critical review of the role of neonatal hearing screening in the detection of congenital hearing impairment. Health Technol Assess, **1**：i-iv, 1-176, 1997.

Summary 1歳以上の幼児では就学までに1万人あたり2人の両側難聴児が見つかり，進行性難聴，遅発性難聴の存在が示唆される．

10）新正由紀子：中等度難聴の発見年齢と補聴期間の及ぼす言語発達への影響：7-15, 小児の中等度難聴ハンドブック．金原出版, 2005.

Summary 軽中等度難聴児の言語発達には長期間継続した補聴が重要であり，診断を受けたら早期に補聴を開始することが必要である．

11）Bagatto M, DesGeorges J, King A, et al：Consensus practice parameter：audiological assessment and management of unilateral hearing loss in children. Int J Audiol, **58**(12)：805-815, 2009.

12）Oyler RF, Oyker AL, Matkin ND：Warning：A unilateral hearing loss may be detrimental to a child's academic career. Hear J, **9**：18-22, 1987.

13）Golub J, Lin F, Lustig L, et al：Prevalence of adult unilateral hearing loss and hearing aid use in the United States. Laryngoscope, **128**(7)：1681-1686, 2018.

14）三科 潤：新生児聴覚スクリーニング．日児誌, **108**(12)：1449-1453, 2004.

15）Harford E, Barry J：A rehabilitative approach to the problem of unilateral hearing impairment：the contralateral routing of signals (CROS). J Speech Hear Disord, **30**(2)：121-138, 1965.

16）Kiese-Himmel C：Unilateral sensorineural hearing impairment in childhood：analysis of 31 consecutive cases. Int J Audiol, **41**：57-63, 2002.

17）Cho Lieu JE：Speech-language and educational consequences of unilateral hearing loss in children. Arch Otolaryngol Head Neck Surg, **130**：524-530, 2004.

18）岩崎 聡：聴覚に関わる社会医学的諸問題「一側性難聴の臨床的諸問題」．Audiol Jpn, **56**：261-268, 2013.

Summary 一側性難聴児は言語発達遅滞や学業成績への影響，人間関係のトラブルを生じることがあるため，周囲の気遣いが重要である．

19）Sano H, Okamoto M, Ohhashi K, et al：Quality of life reported by patients with idiopathic sudden sensorineural hearing loss. Otol Neurotol, **34**：36-40, 2012.

20）Lucas L, Roulla K, Kitterick PD：The psychological and social consequences of single-sided deafness in adulthood. Int J Audiol. **57**(1)：21-30, 2018.

21）Leterme G, Bernardeschi D, Bensemman A, et al：Contralateral routing of signal hearing aid versus transcutaneous bone conduction in single-sided deafness. Audiol Neurootol, **20**(4)：251-60, 2015.

22）Wie OB, Pripp AH, Tvete O：Unilateral deafness in adults：effects on communication and social interaction. Ann Otol Rhinol Laryngol, **119**：772-781, 2011.

23）Pierzycki R, Edmondson-Jones M, Dawes P, et al：Associations Between Hearing Health and Well-Being in Unilateral Hearing Impairment. Ear Hear, **42**(3)：520-530, 2021.

24）岡野由実, 原島恒夫, 堅田明義：一側性難聴者の日常生活における聞こえの問題と心理的側面についての調査―ソーシャルネットワーキングサービスを利用して．Audiol Jpn, **52**：195-203, 2009.

25）Usami S, Kitoh R, Moteki H, et al：Etiology of single-sided deafness and asymmetrical hearingloss. Acta Otolaryngol, **137**(sup 565)：S2-S7, 2017.

26）守本倫子, 宮坂実木子, 飯ヶ谷七重ほか：先天

性蝸牛神経形成不全による一側性難聴例の検討. Otol Jpn, **19**：41-48, 2009.

27）岡野高之，谷口美玲，伊藤壽一：乳児難聴例における側頭骨CT所見の検討. Otol Jpn, **25**：97-103, 2015.

28）Wieringen AV, Boudewyns A, Sangen A, et al：Unilateral congenital hearing loss in children：challenges and potentials. Hear Res, **372**：29-41, 2019.

29）日本耳鼻咽喉科学会福祉医療・乳幼児委員会：2015〜2016年のムンプス流行時に発症したムンプス難聴症例の全国調査. 日耳鼻会報, **121**：1173-1180, 2018.

30）難聴対策委員会：難聴対策委員会報告 一側性難聴の要点整理. Audiol Jpn, **63**：279-282, 2020.

31）牧 敦子：補聴器を勧めるべきか――一側性難聴と軽度難聴への対応―. MB ENT, **223**：22-28, 2018.

32）江崎友子，柴田知紗，木下稚子ほか：学童期における軟骨伝導補聴器の検討. Audiol Jpn, **65**（4）：247-252, 2022.

33）Thibodeau L：Comparison of speech recognition with adaptive digital and FM wireless technology by listeners who use hearing aids. Am J Audiol, **23**(2)：201-210, 2014.

34）Kim G, Ju HM, Lee SH, et al：Efficacy of bone-anchored hearing aids in single-sided deafness：a systematic review. Otol Neurotol, **38**：473-483, 2017.

35）Thomas JP, Neumann K, Dazert S, et al：Cochlear implantation in children with congenital single-sided deafness. Otol Neurotol, **38**：496-503, 2017.

36）Polonenko MJ, Gordon KA, Cushing SL, et al：Cortical organization restored by cochlear implantation in young children with single sided deafness. Sci Rep, **7**(1)：16900, 2017.

37）Kurz A, Grubenbecher M, Rak K, et al：The impact of etiology and duration of deafness on speech perception outcomes in SSD patients. Eur Arch Otorhinolaryngol, **276**(12)：3317-3325, 2019.

◆特集・聞き取り困難症―検出と対応のポイント―

聞き取り困難症の鑑別診断
2）隠れ難聴の概念と診断法

新川智佳子*

Abstract 隠れ難聴（HHL）はLiD/APDと鑑別を要する疾患であり，その病態として，cochlear synaptopathy（CS）という蝸牛病理や髄鞘障害が原因と考えられている．CSは，一過性の聴力閾値上昇後に内有毛細胞の数は減少しないが，内有毛細胞と蝸牛神経I型求心性ニューロンの間のシナプスの数が減少し，その結果としてABR I波の振幅低下や蝸電図のSP/AP比の増大などが起こると考えられている．また，I型ニューロンのうち，閾値の高いlow-SR群神経，medium-SR群神経に多く認めることから，雑音下の語音明瞭度が低下すると考えられている．これまで，動物実験やヒトを対象とした研究により，その診断方法のための多くの検査が検討されているが，未だに明確な診断方法が確立されていないのが問題点である．HHLは騒音曝露や加齢によって起こると考えられており，診断が可能となれば，感音難聴への移行の予防や，HHLに対する治療につながっていく可能性があり，今後の発展が期待される．

Key words cochlear synaptopathy（CS），髄鞘障害（demyelination），聴性脳幹反応（ABR），蝸電図（electrocochleography），耳小骨筋反射（middle-ear muscle reflex）

概　念

　隠れ難聴（hidden hearing loss：HHL）は純音聴力検査では正常であるにもかかわらず，騒音下での聞き取り困難を呈する疾患であり，聞き取り困難症（listening difficulties：LiD）/聴覚情報処理障害（auditory processing disorder：APD）/との鑑別を要する疾患である．LiD/APDは中枢性難聴がその病態であると考えられているのに対し，HHLは蝸牛自体に原因のある末梢性の聴覚障害といわれている．HHLの病態であると考えられているcochlear synaptopathy（CS）は，2009年にKujawaら[1]によって報告された新たな感音難聴の概念である．CSは音響曝露による聴力の一過性閾値上昇後に内有毛細胞の数は減少しないが，内有毛細胞と蝸牛神経I型求心性ニューロンの間のシナプスの数が減少する蝸牛病理で，ABR（聴性脳幹反応）やOAE（耳音響放射）の閾値は変化しないのに対して，ABR I波の振幅が低下する現象として報告されている．それまで内耳障害は一般的に内耳有毛細胞が先に障害され，その後，蝸牛神経が障害されるsecondary neural degenerationであると考えられていたのに対して，CSはprimary neural degenerationであり，この報告は感音難聴の研究や治療対象に大きな変化をもたらした．その後，2011年にSchaetteとMcAlpine[2]により無難聴性耳鳴患者において，CSと同様にABR I波の振幅の低下とI/V波比の縮小を認めることが報告され，HHLとされた．

　さらに，2013年にはCBA/CaJマウスにおいて4～144週齢にかけて加齢に伴う変化をみた論文では，聴力閾値の上昇に先行して，ABR I波の振幅の減少，内有毛細胞とI型ニューロンのシナプス数の減少が起こり，さらにその数か月後にI型ニューロンも消失すると報告され[3]，加齢性難聴の最初の病態としてCSとの関連性が示唆され

---

* Shinkawa Chikako，〒990-9585　山形県山形市飯田西2-2-2　山形大学医学部耳鼻咽喉・頭頸部外科学講座，助教

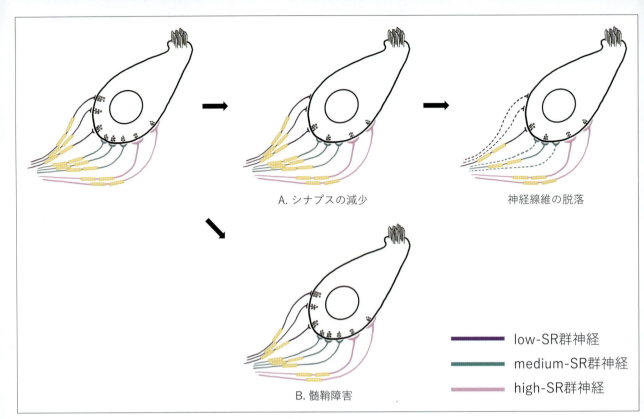

図 1. HHL の病態

た．また，内有毛細胞にシナプスを形成する有髄のⅠ型求心性線維には，自発放電頻度(spontaneous-discharge rate：SR)の異なる線維があるが，このシナプスの減少は，発火閾値の低い high-SR 群神経に比べ，閾値の高い low-SR 群神経，medium-SR 群神経に多く認めることがわかり(図 1-A)，この結果から加齢性難聴では音圧レベルの高い音刺激への反応性が低下して音に対するダイナミックレンジが狭くなり，騒音下での聞き取り困難をきたす可能性があることが示唆された[4]．加えて，音響曝露や加齢性変化のみならず，地域紛争やテロ行為における爆傷障害を想定した衝撃波の影響に関する研究でも ABR Ⅰ波の振幅低下に加え，病理学的に CS が起こることも報告されている[5]．CS 研究の多くは，動物モデルを対象としたものが多かったが，ヒトにおいては，耳疾患のない 5 人のヒト側頭骨を用いた研究でも，内有毛細胞あたりの求心性神経線維，シナプスの数が年齢とともに減少することが報告され[6]，CS はヒトの加齢性難聴の病態の一つである可能性も示唆された．若年成人を対象に行った騒音曝露による影響の検討では，純音聴力検査では正常聴力，DPOAE(歪成分耳音響放射)の閾値は変わらないにもかかわらず，イヤホン難聴やヘッドホン難聴を想定した騒音曝露高リスク群で 8 kHz より高音域の聴力閾値の上昇，雑音下での語音明瞭度の低下，蝸電図における SP/AP 比の上昇がみられた[7]．これらの流れから，動物においてだけではなく，ヒトにおいても CS が起こっているのではないかと考えられるようになり[8]，HHL と CS はほぼ同義語として使用されるようになっていったと考えられる．さらにその後，シナプスの障害に加え，蝸牛神経のうち内有毛細胞とシナプスを形成するⅠ型求心性ニューロンの髄鞘障害によっても同様の生理学的変化が起こるのではないかと考えられるようになり[9]，HHL の新たな病態として提言されている(図 1-B)．

以上のことから，純音聴力検査の聴力閾値は正常にもかかわらず，雑音下の聞き取り困難を呈する場合にはシナプスの障害や髄鞘障害が起こって

表 1. HHL を示唆する検査所見

検査	検査所見
ABR	Ⅰ波の振幅低下，Ⅰ波の潜時延長(髄鞘障害)，Ⅰ/Ⅴ波振幅比低下
蝸電図	SP/AP 振幅比の増大
耳小骨筋反射	反射閾値の上昇
高周波数純音聴力検査	10～16 kHz で閾値上昇
語音聴力検査	雑音下の語音明瞭度の低下

いる可能性が示唆されるが，同時に LiD/APD との鑑別が問題となってくる．これまで，LiD/APD の定義は曖昧であったが，阪本は LiD/APD の定義を ① 聞き取り困難の自覚症状をもっている．② 末梢性の聴覚障害を認めないと定義しており[10]，HHL との鑑別が重要となってくる．CS や髄鞘障害を証明するためには蝸牛病理を確認する必要があるが，臨床症例においてはそれが不可能であることが，HHL 診断の難しさであり，今後の大きな課題である．また，騒音下での聞き取り困難を呈する症例において，生理学的所見のみならず組織学的にも HHL の存在を明確に示した文献はなく，ヒトにおいて本当に HHL という病態が存在しているかは依然不透明である．

本稿では，現状で有効性が期待される HHL 診断の検査方法について述べる(表1)．しかしながら，近い将来，現時点での検査法が大きく刷新され，HHL の診断が可能となり，HHL から「本来の感音難聴」への移行の予防や HHL の治療につながる可能性を期待する．

診断法

1．ABR

CS は多くの動物実験において，ABR の聴力閾値は変わらないにもかかわらず，Ⅰ波の振幅が低下することが報告されている[1]．また，髄鞘障害においては，Ⅰ波の振幅のみならず，Ⅰ波の潜時も延長するともいわれている[9]．しかしながら，ヒトにおいて ABR の診断的有効性は確立されていないのが現状である．Liberman ら[7]は，ヒトにおいて騒音曝露のある群で騒音曝露のない群に比較してⅠ波の振幅が有意に低下したと報告している．ほかにも騒音曝露のある群で ABR Ⅰ波の振幅が低下したとする報告[11]があるのに対して，Ⅰ

波の振幅で CS を診断するのは困難であり，感度の問題があるとする報告や[12]，ABR Ⅰ波は high-SR 群神経に比べると low-SR 群神経の機能を反映しにくく，CS を検出するための感度が十分ではないとする報告もある[13]．ヒトにおいては ABR の振幅は個人差が大きいため，Ⅰ波振幅の大きさで CS の診断をするのは困難であると推察される．そこで，Ⅰ/Ⅴ波振幅比を検討している報告が散見される．しかし，Ⅰ/Ⅴ波比においても一定の見解はなく，無難聴性耳鳴群でⅠ/Ⅴ波比が有意に小さかったとする報告がある一方で[2)14)]，Ⅰ/Ⅴ波比と無難聴性耳鳴の有無は関連がないとする報告もある[15]．音響曝露についてもⅠ/Ⅴ波比は無関係であるとする報告もあり[16)17)]，ヒトにおける ABR を用いた HHL の確実な検査法はまだ確立されていない．

2．蝸電図

蝸電図は内有毛細胞とラセン神経節細胞由来の反応であり，人工内耳の術前や内リンパ水腫の評価に用いられている．Liberman らの報告[7]で，騒音曝露のある群で加重電位(summating potential：SP)/蝸牛神経複合活動電位(action potential：AP)振幅比が増大することが報告された．これに対し，SP/AP 比は騒音曝露低リスク群に対して高リスク群で有意差を認めなかったが，AP の振幅に有意差を認めたとする報告もあり[17]，ABR Ⅰ波の振幅低下に矛盾しない結果といえる．しかしながら，蝸電図の測定においては電極の感度が重要な問題である．針電極を用いる鼓室内誘導法は感度が高いが，その侵襲の高さが問題となる一方で，外耳道内電極を用いる場合には感度の問題があり，工学的な最新技術を用いた S/N 比の高い電極や記録方法の開発が期待される．

3．耳小骨筋反射

耳小骨筋反射は蝸牛神経の興奮の総和がトリガーとなっており，中でも閾値の高い low-SR 群神経の機能を反映しているとされている．Valero らは音響曝露モデルマウスにおいて，耳小骨筋反射の閾値上昇は ABR I 波の振幅よりも強くシナプスの消失とより反映していると報告した[18]．また，騒音曝露による耳鳴症例において耳小骨筋反射の強さが有意に低下したという報告もある[19]．現在の臨床現場では耳小骨筋反射の閾値は重要視されておらず，また刺激音圧も大きいため，臨床での実効性は限定的であるが，wide-band tympanometry で従来の方法よりも閾値を低下させることができるとの報告があり[20]，今後の臨床応用が期待される．

4．高周波数純音聴力検査，雑音下語音聴力検査

18〜41 歳の若年成人を騒音曝露あり群となし群に分けて行った Liberman らの検討[7]では，10〜16 kHz において有意に聴力閾値の上昇を認めたと報告している．しかし，これらの対象群において，蝸牛病理を確認することができないため，CS の所見であると断定してよいかは，検討の余地があると考えられる．また，雑音下の語音明瞭度も低下したと報告している．low-SR 群神経や medium-SR 群神経はマスキングノイズ下の聞き取りに重要な役割を果たしており，CS で語音明瞭度が低下する可能性が高いと考えられるが，動物実験においては語音明瞭度の評価ができないため，CS との直接の因果関係を証明することは難しい．

5．その他

上記の他に研究されている検査として，周波数対応反応（frequency following response：FFR），TEN Test，ギャップ検出閾値検査の一つである gap prepulse inhibition of the acoustic startle reflex（GPIAS）などが挙げられる．

FFR は低周波数の単音によって誘発される頭頂部反応の一つであり，雑音下の時間分解能を反映している[21,22]．無難聴性耳鳴患者において，FFR の反応が低下したという報告があり[23,24]，今後 CS との関連についての検討が期待される．

TEN Test とは蝸牛不感領域（cochlear dead region：CDR）を検出できる検査として，近年注目されている方法である．CDR は Moore によって，内有毛細胞，蝸牛神経の両方またはいずれかが障害されている領域と定義されている[25]．純音聴力検査では，軽微な CDR があってもある程度の音圧であれば，隣接する内有毛細胞や蝸牛神経が興奮するため異常を検出することができない（off-place listening）．そこで threshold-equalizing noise（TEN）によるマスキングを行うことで CDR を検出することができるのが TEN Test である．CDR の存在によって，音の周波数特異性が低下したり，雑音下の聞き取りが困難になるといわれており，HHL の一つの病態である可能性が考えられる[26]．

GPIAS は耳鳴検査として用いられるギャップ検出閾値検査の一つであるが，衝撃波を用いた爆傷モデルにおいて，CS と蝸牛神経の髄鞘障害に加えて GPAIS の減弱を認め，CS を検出するための検査法となりうる可能性がある[27]．

今後の展望

音響曝露症例や無難聴性耳鳴に加え，初期の加齢性難聴に対し，今後 CS をターゲットとした治療の開発が期待される．これまでに音響曝露後の内耳障害に対し，neurotrophin 3（NT-3）[28]や brain-derived neurotrophic factor（BDNF）の有効性が報告されてきた．我々は内耳器官培養を用いた CS モデル[29]や爆傷モデルマウスに対する治療効果として，ROCK 阻害薬の有効性を報告してきた[30]．Rho/ROCK 経路は神経線維の伸長，シナプス形成に抑制的に作用すると報告されており，この経路を阻害することで，神経線維の伸長・シナプス形成を促進する可能性がある（図 2）．マウスを用いた爆傷モデルでは，ROCK 阻害薬の投与は ABR の I 波振幅とシナプス数を有意に改善しており，今後の臨床応用が期待される．

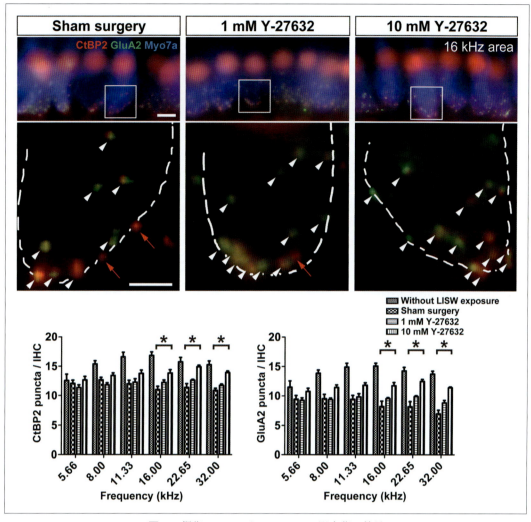

図 2. 爆傷モデルにおいて ROCK 阻害薬の効果
（文献 30 より転載）

文 献

1) Kujawa SG, Liberman MC：Adding insult to injury：cochlear nerve degeneration after "temporary" noise-induced hearing loss. J Neurosci, 29：14077-14085, 2009.
   Summary 音響外傷による CS と ABR I 波の振幅低下を報告した最初の論文である．

2) Schaette R, McAlpine D：Tinnitus with a normal audiogram：physiological evidence for hidden hearing loss and computational model. J Neurosci, 31：13452-13457, 2011.

3) Sergeyenko Y, Lall K, Liberman MC, et al：Age-related cochlear synaptopathy：an early-onset contributor to auditory functional decline. J Neurosci, 33：13686-13694, 2013.
   Summary CS は low-SR 群神経，medium-SR 群神経に多く認めることを報告した．

4) Furman AC, Kujawa SG, Liberman MC：Noise-induced cochlear neuropathy is selective for fibers with low spontaneous rates. J Neurophysiol, 10：577-586, 2013.

5) Niwa K, Mizutari K, Matsui T, et al：Pathophysiology of the inner ear after blast injury caused by laser-induced shock wave. Sci Rep, 6：31754, 2016.

6) Viana LM, O'Malley JT, Burgess BJ, et al：Cochlear neuropathy in human presbycusis：Confocal analysis of hidden hearing loss in post-mortem tissue. Hear Res, 327：78-88, 2015.

7) Liberman MC, Epstein MJ, Cleveland SS, et al：Toward a Differential Diagnosis of Hidden Hearing Loss in Humans. PLoS One, 11：e0162726, 2016.
   Summary 若年成人を対象に，騒音曝露高リ

スク群で高音域の聴力閾値の上昇，雑音下での語音明瞭度の低下，蝸電図における SP/AP 比の上昇を報告した．

8) Liberman MC：Noise-induced and age-related hearing loss：new perspectives and potential therapies. F1000Res, **6**：927, 2017.

9) Wan G, Corfas G：Transient auditory nerve demyelination as a new mechanism for hidden hearing loss. Nat Cimmun, **8**：14487, 2017.

10) 阪本浩一：当事者ニーズに基づいた聞き取り困難症(LiD)/聴覚情報処理障害(APD)研究の現状と展望．Audiol Jpn, **66**：511-522, 2023.

11) Bramhall NF, Konrad-Martin D, McMillan GP, et al：Auditory Brainstem Response Altered in Humans With Noise Exposure Despite Normal Outer Hair Cell Function. Ear Hearing, **38**：e1-e12, 2017.

12) Guest H, Munro KJ, Prendergast G, et al：Impaired speech perception in noise with a normal audiogram：No evidence for cochlear synaptopathy and no relation to lifetime noise exposure. Hearing Res, **364**：142-151, 2018.

13) Bourien J, Tang Y, Batrel C, et al：Contribution of auditory nerve fibers to compound action potential of the auditory nerve. J Neurophysiol, **112**：1025-1039, 2014.

14) Park E, Song I, Jeong YJ, et al：Evidence of Cochlear Synaptopathy and the Effect of Systemic Steroid in Acute Idiopathic Tinnitus With Normal Hearing. Otol Neurotol, **42**：978-984, 2021.

15) Guest H, Munro KJ, Prendergast G, et al：Tinnitus with a normal audiogram：Relation to noise exposure but no evidence for cochlear synaptopathy. Hear Res, **344**：265-274, 2017.

16) Prendergast G, Guest H, Munro KJ, et al：Effects of noise exposure on young adults with normal audiograms I：Electrophysiology. Hear Res, **344**：68-81, 2017.

17) Bal N, Derinsu U：The possibility of cochlear synaptopathy in young people using a personal listening device. Auris Nasus Larynx, **48**：1092-1098, 2021.

18) Valero MD, Hancock KE, Maison SF, et al：Effects of cochlear synaptopathy on middle-ear muscle reflexes in unanesthetized mice. Hear Res, **363**：109-118, 2018.

19) Wojtczak M, Beim JA, Oxenham AJ：Weak Middle-Ear-Muscle Reflex in Humans with Noise-Induced Tinnitus and Normal Hearing May Reflect Cochlear Synaptopathy. eNeuro, **4**, 2017.

20) Feeney MP, Keefe DH, Hunter LL, et al：Normative Wideband Reflectance, Equivalent Admittance at the Tympanic Membrane, and Acoustic Stapedius Reflex Threshold in Adults. Ear Hear, **38**：e142-e160, 2017.

21) Bharadwaj HM, Masud S, Mehraei G, et al：Individual differences reveal correlates of hidden hearing deficits. J Neurosci, **35**：2161-2172, 2015.

22) 西村幸司：耳科学の進歩　蝸牛神経の基礎研究：隠れ難聴の病態解明と再生研究．日耳鼻会報, **125**：1431-1436, 2022.

23) Paul BT, Bruce IC, Roberts LE：Evidence that hidden hearing loss underlies amplitude modulation encoding deficits in individuals with and without tinnitus. Hear Res, **344**：170-182, 2017.

24) 鈴木　淳：病態と治療　Hidden hearing loss. Clin Neurosci, **41**：818-821, 2023.

25) Moore BC：Dead regions in the cochlea：diagnosis, perceptual consequences, and implications for the fitting of hearing AIDS. Trends Amplif, **5**：1-34, 2001.

26) 中川雅文：聴覚情報処理障害にまつわるいくつかの論点：聴力レベル正常は聴力異常なしといえるのか．コミュニケーション障害学, **38**：83-93, 2021.

27) Kurioka T, Mizutari K, Satoh Y, et al：Blast-Induced Central Auditory Neurodegeneration Affects Tinnitus Development Regardless of Peripheral Cochlear Damage. J Neurotrauma, **41**：499-513, 2024.

28) Suzuki J, Corfas G, Liberman MC：Round-window delivery of neurotrophin 3 regenerates cochlear synapses after acoustic overexposure. Sci Rep, **6**：24907, 2016.

29) Koizumi Y, Ito T, Mizutari K, et al：Regenerative Effect of a ROCK Inhibitor, Y-27632, on Excitotoxic Trauma in an Organotypic Culture of the Cochlea. Front Cell Neurosci, **14**：572434, 2020.

30) Koizumi Y, Mizutari K, Kawauchi S, et al：Y-27632, a ROCK inhibitor, improved laser-induced shock wave(LISW)-induced cochlear synaptopathy in mice. Mol Brain, **14**：105, 2021.

◆特集・聞き取り困難症―検出と対応のポイント―

聞き取り困難症の鑑別診断
3）機能性難聴

中川あや[*1]　松本　恵[*2]　三好紀子[*3]

Abstract 聞き取り困難を主訴として来院する患者の中に機能性難聴，聞き取り困難症（LiD/APD）がある．両疾患とも神経発達症との関連が指摘されている．小児機能性難聴は LiD/APD や，神経発達症の 2 次障害として発症することがある．機能性難聴を契機として受診し，それを改善することで『聞き取り困難の核』がみえてくる．発達検査は複雑に絡み合ったこれらの要因を紐解く鍵になる．臨床現場ですぐに役立つ問診法から，発達検査の概要，利用方法を解説する．

Key words 機能性難聴（functional hearing loss），聞き取り困難症／聴覚情報処理障害（LiD/APD），WISC-Ⅳ，神経発達症（neurodevelopmental disorder），自閉スペクトラム症（ASD），注意欠陥多動性障害（ADHD）

はじめに

聞き取り困難症（listening difficulties（LiD）/聴覚情報処理障害（auditory processing disorders（APD））（以下，LiD/APD）は，通常の聴覚機能検査では異常がないにもかかわらず，聞き取り困難を特徴とする症状であり，中枢での処理過程の不全によるとされる[1)2)]．

臨床現場では雑音下での聞き取り困難や，会話内容がわからないという主訴で来院した場合，軽・中等度難聴，蝸牛型メニエール，LiD/APD，機能性難聴，AN（Auditory Neuropathy），HHL（hidden hearing loss）などが鑑別に挙がる．特に，近年は機能性難聴の中に LiD/APD が潜んでいるといわれている[3)〜5)]．逆に，当院に 2021〜2022 年に LiD/APD 疑いで来院した 19 歳以下患児のうち，過去も含めて機能性難聴を合併した症例は 38％であった[6)]．機能性難聴がある状態では APT（聴覚情報処理検査）を行っても適正な結果にはならない．そのため，機能性難聴が疑われる場合は，DPOAE（歪成分耳音響放射），ASSR（聴性定常反応），ABR（聴性脳幹反応）で異常がないことを確認[7)〜9)]し，適切な支援の下，標準純音聴力検査と語音聴力検査が正常化[8)]し，数回の標準純音聴力検査が安定した時点で，APT[10)]を行っている．

小児機能性難聴について

小児の機能性難聴は，学童期を中心に頻度の高い疾患であり，その原因として，外因子（友人関係のトラブルや家庭内の問題）と内因子（児の特性：知的発達や情緒）が発症に大きく関係していることが知られている[3)〜7)]．日本耳鼻咽喉科学会が 2000 年に日本学校保健会と共同で作成した「耳鼻咽喉科学校医のための小児心因性難聴への対応指針」[11)]でもこのことが強調されており，内因性の課題として，神経発達症の合併が指摘されている．

神経発達症とは以下の 3 疾患，自閉スペクトラム症（autism spectrum disorder；以下，ASD），

[*1] Nakagawa Aya, 〒 563-8510　大阪府池田市城南 3-1-18　市立池田病院耳鼻咽喉科，部長
[*2] Matsumoto Megumi, 大阪大学大学院人間科学研究科
[*3] Miyoshi Noriko, ためなが温泉病院精神科・神経科／大阪大学大学院医学系研究科精神医学教室

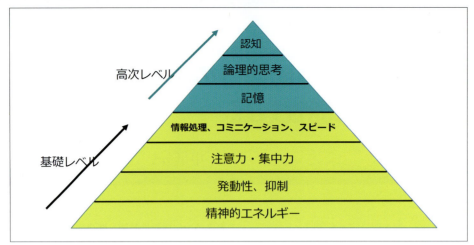

図 1. Ruskの神経心理ピラミッド
（文献13より改変）

注意欠陥多動性障害(attention deficit hyperactivity disorder；以下，ADHD)，学習障害(learning disorder；以下，LD)の総称であり，スペクトラム（連続体）と名がついている通り正常との線引きがあいまいで，診断が難しい疾患である．

神経発達症の特性は誰しももっている特性（忘れ物や集中力の問題，コミュニケーション能力やこだわりなど）であり，正常と病気との境が難しい．特性が強ければ早期発見・早期療育につながるものの，正常に近いほど成長するまで見過ごされ，問題が複雑化して本質がみえにくくなる[12]．阪本らは機能性難聴に関して，神経発達症という診断がつく特性の強い患児より，特性の弱い，いわゆるグレーゾーンに入る児が多いと報告している[3]．小渕らがLiD/APDも同様にグレーゾーンの患者が多いと報告[2]していることは，臨床現場での対応に重要な意味をもつ．なぜなら，小児科医や精神科医に紹介するほどでもない＝療育や薬物療法が介入しない『困り感』に耳鼻咽喉科医だけで対応する場合があるからである．耳鼻咽喉科医として，心理検査や性格検査をある程度評価できるようになることが，『困り感』の対応にあたっての大きな武器となる．そこまで耳鼻咽喉科でする必要があるのかという意見もあるが，このような患者を放置すると『困り感』が増強して2次障害に進行する可能性がある．耳鼻咽喉科受診段階で適切な対処をすることで患者を適正な環境に戻せる場合が多く，大変やりがいのある境界領域の疾患である．

『聞き取り困難』における精神心理の重要性

言語を理解する『聞き取り』には注意・集中，認知，記憶などの高次脳機能が必要となる．

Ruskの神経心理ピラミッド[13]（図1）は，外傷性の高次脳機能障害者のリハビリテーション時にどの階層に課題があるのかを説明する図で，ニューヨーク大学のRusk研究所で通院プログラムとして用いられている．注目すべき点は，聞き取りなど高次脳機能に必要と思われる記憶や論理的思考などの上層の機能は，より基礎的な下層の心的エネルギーや発動性といった意欲や集中力などが確保されないと働かないということである．かつ，高次脳機能が働くためには，下層の基礎レベルが果たす役割が上層部分より多いということも重要である．基礎レベルに影響を及ぼす要因としてうつ，不眠，神経発達症がある場合，それらを改善することで聞き取りが改善する場合もあり，見逃してはならない．

心理検査の必要性

機能性難聴は LiD/APDや神経発達症による『困り感』の結果生じている場合がある．

『聞き取り困難』の核をみるためには，課題分析が必要となる．

LiD/APD の内因子としてもっとも多く指摘されている神経発達症は，20〜65％の合併が報告されている[1〜3]．LiD/APD と神経発達症はオーバーラップしており，たとえば

① コミュニケーションの問題は LiD/APD でも ASD でも起こりうる

② 人の話を集中して聞けない問題は LiD/APD でも ADHD でも起こりうる

ため，鑑別困難もしくは LiD/APD＋ASD，LiD/APD＋ADHD という併存状態も存在すると考える必要がある．それをふまえて，どの要因が『聞き取り困難』により強く影響を与えているかを分析し，異なる対処法を考える必要がある．

対処法[14][15]は，

① LiD/APD が強くある場合は，軽度難聴に準じた言語聴覚療法や聴覚補償を行う．

② ADHD が強くある場合は，療育＋薬物療法の適応を検討する必要がある．

③ ASD が強くある場合は，専門家による療育や過敏性に対処する．

上記支援が適切に行われた場合，機能性難聴は改善することが多く，よりはっきりとした『聞き取り困難』の核がみえ，さらに適切な支援が行える．

ASD の聴覚情報処理

ASD は社会的コミュニケーションの困難，限定された反復的な行動や興味を特徴とする神経発達症である．ASD 者の約 90％で非定型的な感覚特性がみられることが知られており[16][17]，並外れた感覚の鋭さと鈍さの同居，全体より細部の重視，社会的刺激への感受性の低下が特徴的である[16]．たとえば，家族の足音や，窓の外の小さな音が気になるが，カフェのようないろいろな声が存在する環境では相手の声をターゲットにして聞き取れない状況がある．

ASD では死後のヒトおよびげっ歯類の研究により脳幹の聴覚関連部位（特にオリーブ複合体）に構造的な異常がみられることが示されている[16][18]．聴覚経路内のより上位の部位（中脳の下

丘，視床の内側膝状体，大脳皮質聴覚野など）の代償的変化をもたらしている可能性が示唆されている．

ASD では 3〜4 歳児で社会的刺激（名前を呼ぶなど），非社会的刺激（電話の呼び出し音などの機械音）の双方で同年齢の対照群に比べて音の方向を向く傾向が有意に低かったが，群間差は社会的刺激のほうが大きかったという報告があり[16][19] ASD 児では幼少期より音一般に対する音源定位そのものに問題があり，かつ社会的刺激に対する興味の低さが示唆される．

カクテルパーティー効果（様々な音が混在する中でそれぞれの音源を分離し，目的の音源を聴取する能力）の低下に関しては，選択的聴取の低下が予想される．ASD では背景雑音の振幅が一時的に下がった部分（temporal dip）を利用して目的音を聞き取る力が定型発達者に比べて低いという報告があり，選択的聴取の低下に結びついていると考えられる[16][20]．また，ASD 児は声以外の音に対しては反応しても声への反応は弱い傾向がある[16][19][21][22]．

ASD 児の安静時 fMRI 計測では，音声処理領域と報酬や感情処理領域の結合が定型児に比して低下している報告があり，コミュニケーション障害の要因の可能性が示唆される[16][20]．

以上のように，LiD/APD で議論されている注意・集中などの問題が，ASD でも同様に議論されており，ASD を理解することは患者の『困り感』を理解することにつながる．

精神科領域からみた場合，ASD 児の 69〜95％に感覚の問題があるが，高頻度に合併する聴覚症状を改善することは，数少ない具体的な支援につながるため注目されている[23]．

小児機能性難聴の問診のコツ
―保護者からの信頼を得る―

① 初診日は検査に徹し，機能性難聴の可能性に触れておく程度とする．

② 2 回目に画像や脳波検査などの他覚的検査を

行い，器質的疾患がないことを強調．

③ 親子分離での問診を行う．

④ 機能性難聴は身体表現性障害であるため，放置した場合，他症状が出現する可能性を説明．医療へのつながりを保つ．

機能性難聴で来院する保護者は，難聴を疑って来院しているため発達精査の話をされるのは想定外である．医療側と信頼関係ができていない状況で，いきなりストレスはないか，心配事がないかと問われることは，反発や不信を招いてしまい，精査の機会を逃してしまう[24][25]．

阪本[3]は，機能性難聴を主訴として来院した67例の初回純音検査での純音聴力検査結果の正常化および前医の結果より改善していた例の割合は54％であったと報告している．発達検査下位項目は初回検査正常例と異常例で有意差がなく，初診で正常＝終診とするべきではないとしている．背景要因を精査することなく，初診時に異常なしとしてしまうと，逆に医療が患児のSOSはなかったものとお墨付きを与えることを肝に銘じておく必要がある．

耳鼻咽喉科での聴力検査は学校健診の延長であるため，抵抗なく耳鼻咽喉科受診をしやすく，様々な『困り感』を解決する医療へのゲートが耳鼻咽喉科となっている．

親子との信頼関係構築のため，初回診察では数値的検査（標準純音聴力検査，標準語音聴力検査，DPOAE，SR（耳小骨筋反射検査），Tympanometry，中耳ファイバー）を行い，機能性難聴の可能性は示唆する程度にとどめておくことが勧められる．

2回目の診察は脳波（ABRまたはASSR），必要時にはCTやMRIを含めた画像検査を提案する．急ぎでなければ，2日に分けたほうが，保護者の不安のトーンダウンと受け入れにつながる．他覚的検査で異常がないことを結果供覧しながら説明し，『耳は正常』と親子を安心させることが重要である．検査後の患児は休憩を求めていることが多いことを利用し，『次の予約の日を決めるから，外で待ってて．親御さんと話すね』と，双方に不安をあおらないように分離を促すと受け入れられやすい．親子分離を行ってからの問診が大変重要で，分離して初めて保護者の本音が聞ける場合が少なくなく，患児の前では笑顔だった保護者が，分離した途端，不安を前面に出したり，泣き出す例もある．その段階で初めて，機能性難聴の意味が入ると思われる．

機能性難聴が確定されれば，患児からのSOSの可能性があることを説明，ストレス要因をみるために患児の得意・不得意をみて，現在の教え方を含めた教育などの環境があっているかをみたほうがよいことを説明する．放置しておくと患児に合わない教育の選択や，他の身体症状（視力低下，発熱，腹痛）[7][26]や2次障害（不登校や引きこもりなど）に発展する可能性を説明すれば当初発達検査に難色を示していた保護者も同意される．半年〜年1回程度でも医療へのつながりを保つことが重要で，2次障害予防もしくは2次障害が出現した場合に専門科（小児科，精神科）への橋渡しが可能となる．

知能・発達検査

心理検査とは，広く知的水準や性格，その他の認知機能などを評価するものをさす．明らかにしたい心理特性に応じて様々な種類が存在する．発達特性や児童の心理的発達を捉えるために知能・発達検査が活用されることが多く，中でもウェクスラー式知能検査は頻繁に用いられる検査の一つである．児童対象のものをWISC（ウィスク），17歳以上対象のものをWAIS（ウェイス）という．

WISCはアメリカの心理学者ウェクスラーが発案・出版した知能検査で，国際的に広く使われており，10〜20年に1度の改訂が繰り返されている．最新版は2021年に日本語版が出たWISC-Vであるが，日本語版解説書がまだ出ていないため，今回はWISC-Ⅳについて解説する[27][28]．

日本版WISC-Ⅳの概要は対象年齢が5歳0か月〜16歳11か月でそれ以降はWAIS検査が該当となる．全検査IQと4指標は，合成得点100が

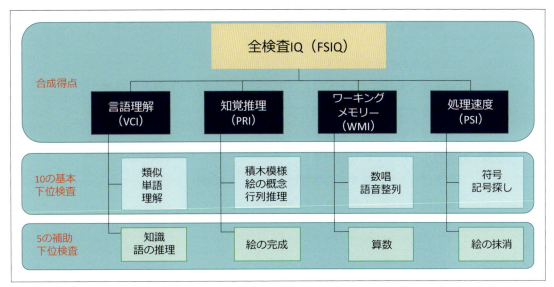

図 2. WISC-Ⅳの構成

基準となる．10項目の基本下位検査と5項目の補助下位検査がある（図2）．

目的は，

① 全検査 IQ で知的な低下がないか．

広範な知的機能と同時に，認知能力の部分的な領域として4つの指標が設定されている．言語理解（VCI），知覚推理（PRI），ワーキングメモリ（WMI），処理速度（PSI）である．

② 個人間差（同学年の他の児と比較して高いか低いか）と個人内差（児の中での得意，苦手）をみる．

下位検査の設問構造は，最初は練習問題を兼ねて平易な問題から始まり，正答を繰り返すたびに難易度が上がっていく．決められた問題数を失敗すると（例：3問連続間違える）下位検査が終了となるため，より年齢が高いほど，知的能力が高いほど，取り組む問題が増えて検査時間が長くなる傾向にある．

以下に，指標のもつ意味とその下位検査について述べる[28]．

言語理解
（Verbal Comprehension Index：VCI）（図3）

言葉の理解（聞く・読む）力，言葉の表現（話す・書く）力，言葉から推理する力を反映する指標である．『類似』『単語』『理解』の下位項目と『知識』『語の推理』の補助検査項目があり，前3者について説明する．

① 類　似：共通のもの，共通の概念をもつ2つの言葉を口頭で提示し，それらのものや概念がどのように類似しているかを答えさせる．たとえば，「犬と猫ではどのようなところが似ていますか？」など．検査後半になって難易度が上がると，感情など目に見えない抽象的な概念の類似点を答える質問が用意されている．

② 単　語：絵や文字を見て，その意味を言葉で答えさせる．その単語を知っているかという語彙力や，自分のイメージしている意味を言葉で伝える力が求められる．最初の4問は絵の課題であり，絵を見て名前を答えさせる．5問目以降は語の課題であり，たとえば「船」という言葉が提示されたら，それについて説明することが求められる．

③ 理　解：日常的な問題の解決や社会的ルールについての理解に関する質問をして，答えさせる．たとえば，「お風呂に入るのはなぜですか？」など．身近な日常生活の事柄から，徐々に社会問題やニュースなどの時事問題も含むような問題に発展していく．神経発達症に関係することとして，暗黙のルールの理解力などが反映されやすい．

これらは自由回答になるため，答え方が100人100通りである．そのため，適切に説明できていた場合は2点，少々の言葉足らずや惜しい回答には1点，大きく異なる回答やわからないという回

―語彙の豊かさや習得知識、言葉による推理力を反映する指標―

①類似：2つの言葉の概念を説明する

（例えば『犬と猫ではどんなところが似ていますか？』など）

②単語：単語からどういうものか説明する

（例えば『船とは何ですか？』など）

③理解：社会的ルールについて説明する

（例えば『うがいをするのはなぜですか？』など）

採点は、2点、1点、0点の3段階で行う。

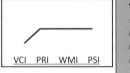

VCIが苦手な児への支援
⇒
①説明や指示を簡潔に
②正確に伝わったか確認
③視覚情報を併用

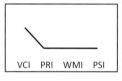

VCIのみ特別高い児
⇒
①境界知能でこのようなプロフィールの場合、ものすごく頑張って無理している可能性がある
（困難が外から見えにくい）

図 3. 言語理解（Verbal Comprehension Index：VCI）

答には0点，とマニュアルを参考にして各回答に3段階の採点を行う．

知覚推理
(Perceptual Reasoning Index：PRI)（図4）

視覚的な情報や刺激に対してスムーズ・効率的に処理する力を反映する指標である．流動性推理（知識ではなく，問題解決のようなひらめき力）や視覚情報処理（目で見て捉える力）が求められる．『積木模様』『絵の概念』『行列推理』の下位項目と『絵の完成』の補助検査項目があり，前3者について説明する．

① **積木模様**：モデルとなる模様を提示し，赤と白の2色に分けられた積木で制限時間内に同じ模様を作らせる．抽象的な視覚刺激を分析して統合する能力を評価することができる．要した時間によって採点が変わるため，視覚と運動をスムーズに協応させて作業する力なども問われる．

② **絵の概念**：2〜3段からなる複数の絵を提示し，それぞれの段から共通の特徴がある絵を1つずつ選ばせる．物と物の間に内在する概念の関係を特定し，その概念を用いて正答を選択することが求められる．最初は見た目や単純な分類から始まり，難易度が上がるにつれ，共通の機能（例：回るものなど）など高次なものへの気づきが必要となる．

③ **行列推理**：一部分が空欄になっている行列または図版を見せ，選択肢から行列や系列を完成させるのにもっとも適切なものを選ばせる．無意味な視覚情報の処理能力，パターンへの気づき，図形や記号を扱う力をみることができる．制限時間がない課題のため粘り強い児はこの課題だけ評価点が高くなることがある．

ワーキングメモリ
(Working Memory Index：WMI)（図5）

聴覚から入力された情報を取捨選択し，保持しながら，同時に処理を行う能力である．『数唱』『語音整列』の下位項目と『算数』の補助検査項目があり，3者について説明する．

① **数　唱**：検者が読み上げた複数の数字を，同じ順番や逆順で繰り返させる．順唱では，検者が「1，3，7」と提示すると，「1，3，7」と返答する．短期的記憶力，集中力をみることができる．逆唱では検者が「1，3，7」と提示すると「7，3，1」と返答する．逆唱では，マルチタスクな情報処理（数字を記憶する＋並び替える）が求められる．検査が進むごとに数字が徐々に増えていく．

―流動性推理や視覚情報処理を反映する指標―
（分類やパターンの理解、地図や図形の読み取る力をみる）

①積木模様：2色の積木を手本の模様の通りに作る
　　　（空間把握能力、視覚認知と運動の連携）
②絵の概念：2～3段に分かれた複数の絵をみて、共通の特徴がある絵を選ぶ
　　　（推理力、思考力、概念の抽出、有意味な視覚情報を扱う力）
③行列推理：一部が空欄になっている図版をみて、5つの選択肢から合うものを選ぶ
　　　（図形や記号を扱う力、推理力）

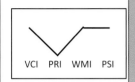

PRIが苦手な児への支援
⇒
①具体的な目標設定をし、見通しをもたせる
②活動の順番を伝える

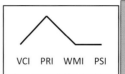

PRIが特別高い児
⇒
①視覚有位

図 4. 知覚推理（Perceptual Reasoning Index：PRI）

―聴覚から入力された情報を取捨選択し、保持しながら処理を行う能力―
（注意機能と関連、同時処理能力との関連）

①数唱：検者が読み上げた数字をそのまま（順唱）、もしくは逆（逆唱）に返答する
　　　（例：1,3,7→1,3,7（順唱）：短期記憶、集中力をみる）
　　　　　　1,3,7→7,3,1（逆唱）：マルチタスクを遂行する能力をみる）
②語音整列：聞いた数字を昇順、カナ（単音）を五十音順に並び替える
　　　（例：4,イ,2,オ　→　2,4,イ,オ　：複雑な短期記憶力とマルチタスク遂行力をみる）
③算数（補助）：算数の文章題を聞いて暗算で答える

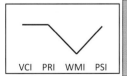

WMIが苦手な児への支援
「短い言葉でわかりやすく伝える」
「学習環境を整える」
「一度注意をこちらに向けてから説明する」
「視覚情報（メモ）を後で見直せるようにする」

ストレスが多い環境やうつ状態などでも下がることが多いので要注意

図 5. ワーキングメモリ（Working Memory Index：WMI）

② **語音整列**：子どもに一連の数字と仮名を聞かせ，数字を昇順に，仮名は50音順に並び替えて言わせる．数唱より複雑な課題である．検者が「2，え，4，お」を提示したら，「2，4，え，お」もしくは「え，お，2，4」と返答させる．識別聴覚，より複雑な聴覚短期記憶，注意を持続させながらの情報処理，質の異なるものを同時に処理する力などいくつかの認知プロセスが求められる．ルール理解が難しい児もおり，説明理解力もあぶりだされる．

③ **算　数**：算数の文章問題を言葉で聞かせ，制限時間内に暗算で答えさせる．絵の課題と語の課題がある．単純な四則演算→複雑な四則演算→割合問題など，検査が進むにつれて難易度も上がる．「飴が10個あります．5人で同じ数だけ配ると1人何個になりますか？」などの質問が聴覚の

―情報処理のスピードや筆記能力を反映する指標―

①符号：制限時間内にできるだけたくさんの定められた記号を書く
　　（処理スピード、目と手の協応、板書能力がわかる）
②記号探し：制限時間内に左側の記号が右側の記号グループ内の有無を判断
　　（視覚的な短期記憶、処理スピード、集中力）
③絵の抹消：制限時間内に様々な絵の中から動物の絵を探して消す
　　（選択的視覚的注意、短期的集中力、色彩への過敏性）

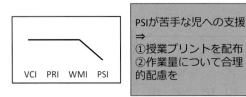
PSIが苦手な児への支援
⇒
①授業プリントを配布
②作業量について合理的配慮を

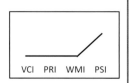
PSIが特に高い児
⇒
受験が得意な子どもに多い印象
実際の理解が追い付いていない可能性も

図 6． 処理速度（Processing Speed Index：PSI）

みで提示される．聴覚識別と聴覚的理解を含む完全な聴覚／言語プロセスが必要となる．

処理速度（Processing Speed Index：PSI）（図 6）

情報処理のスピードや筆記能力を反映する視標である．板書の書き取りや、課題に要する時間などがわかり、作業量の調整の参考になる．『符号』『記号探し』の下位項目と『絵の抹消』の補助検査項目があり、前2者について説明する．

① **符　号**：制限時間内に，できるだけ多くの定められた幾何図形をルールに従って書き写させる．処理スピードや短期記憶，手と目の協調，視覚的な連続処理能力をみることができる．

② **記号探し**：左側の2つの刺激記号が，右側の記号グループにあるかどうかを制限時間内に判断させる．視覚認知（同じものを見つける力）と判断・反応速度が求められる．また副次的に，集中力，視覚的な短期記憶，プランニング力も反映される．

評　価

① 全検査IQで知的な低下（目安としてIQ<75）がないかどうか．
② 個人間差（同学年の他の児と比較して高いか低いか）と個人内差（児の中での得意，苦手）をみる．凸凹は『困り感』を生じる要因になる．
③ 結果説明がトラウマにならないようにpositiveな部分を強調する．
④ 『困り感の元』はnegativeな部分であり、できれば支援案とセットで伝える．
⑤ 診断が必要な場合，診断希望がある場合は専門家（小児科・精神科）へつなげる．

まずは知的障がいがあるかをみる必要があり，『聞き取り困難』を主訴とした患児の場合，軽度知的障がいや境界域が『困り感の元』の場合があり、これを見逃してはならない（表1）．統計的な有意差がいくつかみられた場合には，『生きづらさ』と関係していることが多く，また心理士の見立て（集中力やコミュニケーションの問題など，検査中の行動特性も観察している）が所見に書いてあることが多いため，『困り感の元』につながる報告を探り出す（図7）[29]．保護者や子どもに情報を伝えるとき大切なことは患児の得意な部分をできる限りpositiveに伝えて成長を確認したうえで，『困り感』に対する支援を提案することである．

注意すべきは，知能・発達検査の数字のみでは診断できないことを肝に銘じる必要があり，negativeな情報を伝える必要がある場合や，診断を希望される場合は表2のような性格特性や行動をみる様々な検査を必要とするため，専門とする小児科医や精神科医を紹介する必要がある．また，

表 1. 発達・知能検査 評価のポイント

① 全検査 IQ で知的な低下(目安として IQ＜75)がないかどうか.
② 個人間差(同学年の他の児と比較して高いか低いか)と個人内差(児の中での得意, 苦手)をみる. 凸凹は『困り感』を生じる要因になる.
③ 結果説明がトラウマにならないように positive な部分を強調する.
④ 『困り感の元』は negative な部分であり, できれば支援案とセットで伝える.
⑤ 診断が必要な場合, 診断希望がある場合は専門家(小児科・精神科)へつなげる.

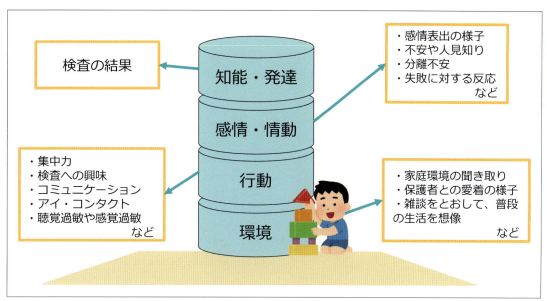

図 7. 発達検査と心理士の観察・評価
（参考：文献 29）

表 2. 神経発達症を診断する際に使われている検査

【発達検査／知能検査】
・WISC(16 歳以上～は WAIS)
・新版 K 式発達検査
・田中ビネー式知能検査(関東圏では標準的)

【神経発達症の特性をみる検査】
・ADOS-2(自閉スペクトラム症評価のための半構造化観察検査)
・PARS-TR, ADI-R など, 保護者に対する児の ASD 評価の半構造化面接
・ADHD-RS, Conners など, 保護者による ADHD 評価質問紙

【適応行動や心理的問題についての評価】
・Vineland-2 適応行動尺度, S-M 社会生活能力検査
・バウムテストや風景構成法などの描画テスト, PF スタディなどの投影法テスト

IQ が高ければ問題がないわけではないことも注意が必要である.

紙面での報告では十分な心理士の評価が伝わらない場合は, 検査後に心理士に直接話を聞き耳鼻咽喉科の所見とすり合わせることも重要である. 心理アセスメントを終えた後は, 患者, 家族と課題や支援の共有がしやすくなる.

参考文献

1) 小渕千絵：聴覚情報処理障害(auditory processing disorders, APD)の評価と支援. 音声言語医学, 56：301-307, 2015.
2) 小渕千絵, 原島恒夫(編著)：きこえているのにわからない APD(聴覚情報処理障害)の理解と支援：26-38. 学苑社, 2016

Summary LiD/APD 疑いの小児の背景要因と

して神経発達症が65%を占めた．また，聴覚的不注意に伴う2次障害として，小児機能性難聴が出現することがある．

3) 阪本浩一：機能性難聴と発達障害．JOHNS, 35(7)：851-857, 2019.
Summary 小児機能性難聴はまだ見つかっていない様々な発達の問題，"しんどさ"のシグナルである．機能性難聴の診断と心理検査の役割とタイミングが概説されている．

4) 芦谷道子：聴覚情報処理障害の臨床—研修ノート—．耳鼻臨床, 113(12)：820-821, 2020.

5) 杉浦彩子：機能性難聴への対応—研修ノート—．耳鼻臨床, 113(3)：202-203, 2020.

6) 中川あや，大﨑康宏，三好紀子ほか：当院での聴覚情報処理障害／聞き取り困難に対する現況—小児の聴覚過敏に着目して．Audiol Jpn, 66(5)：490, 2023.

7) 大黒里味，伊藤　萌，小森有希子ほか：新型コロナウイルス感染症流行初期の当科における小児機能性難聴に関する検討．Audiol Jpn, 66(6)：552-558, 2023.

8) 伊藤　吏，渡辺知緒，阿部靖弘ほか：心因性難聴における聴性定常反応ASSRの有用性．耳鼻臨床(補), 130：9-13, 2011.

9) 小泉弘樹，竹内頌子，橋田光一ほか：機能性難聴143例の臨床統計．Otol Jpn, 24(2)：129-135, 2014.

10) 加我君孝(監)，小渕千絵，原島恒夫，田中慶太(編著)：聴覚情報処理検査【APT】マニュアル．学苑社, 2021.

11) 日本耳鼻咽喉科学会学校保健委員会，日本学校保健会：耳鼻咽喉科学校医のための小児心因性難聴への対応指針．日耳鼻会報, 103：558-598, 2000.

12) 中川あや：心因性難聴と発達障害—早期介入の結果—．日耳鼻会報, 120(4)：586, 2017.

13) 立神粧子：前頭葉機能不全　その先の戦略—Rusk通院プログラムと神経心理ピラミッド：53-114. 医学書院, 2010.

14) 益田　慎：小児耳鼻咽喉科診療のpitfallと私の工夫　耳鼻咽喉科医が遭遇する'発達障害'．JOHNS, 36(10)：1435-1438, 2020.

15) 益田　慎：聴覚情報処理障害の診断と対応—専門医通信—．日耳鼻会報, 123(3)：275-277, 2020.

16) 柏野牧夫：I．音楽と精神医学—自閉症者の聴覚情報処理—．精神科, 41(1)：30-37, 2022.
Summary ASD者の聴覚特性は，鈍さと鋭さの同居，全体より細部の重視，社会性刺激(言語など)への感受性の低さといった特徴がある．

17) Robertson CE, Baron-Cohen S：Sensory perception in autism. Nat Rev Neurosci, 18(11)：671-684, 2017.

18) Mansour Y, Burchell A, Kulesza RJ, et al：Central auditory and vestibular dysfunction are key features of autism spectrum disorder. Front Integr Nuerocsci, 15：743561, 2021.

19) Dawson G, Toth K, Abbott R, et al：Early social attention impairments in autism：social orienting, joint attention, and attention to distress. Dev Psychol, 40：271-283, 2004

20) Lin IF, Shirama A, Kato N, et al：The singular nature of auditory and visual scene analysis in autism. Philos Trans R Soc Lond B Biol Sci, 372：20160115, 2017.

21) Klin A：Young autistic children's listening preferences in regard to speech：a possible characterization of the symptom of social withdrawal. J Autism Dev Disord, 21：29-42, 1991.

22) Kuhl PK, Coffey-Corina S, Padden D, et al：Links between social and linguistic processing of speech in preschool children with autism：behavioral and electrophysiological measures. Dev Sci, 8：F1-F12, 2005.

23) 髙橋秀俊：自閉スペクトラム症と聴覚過敏．臨床精神医学, 48(12)：1379-1384, 2019.

24) 大西　勝，太田順一郎(編著)：思春期外来　面接のすすめかた．新興医学出版社, 2004.

25) 斎藤万比古：子どもの心の診療入門．中山書店, 2009.

26) 小倉　清：子供の心因性疾患は増加しているか　精神科の立場から．小児耳, 7：20-28, 1986.

27) 松田　修：日本版WISC-IVの理解と活用．教育心理学年報, 52：238-243, 2013.

28) Wechsler D：日本版WISC-IV　理論・解釈マニュアル．日本文化科学社, 2014.

29) 本郷一夫：子どもの理解と支援のための発達アセスメント．有斐閣, 2008.

◆特集・聞き取り困難症―検出と対応のポイント―

聞き取り困難症の鑑別診断
4) Auditory Neuropathy と LiD の相違点は何か

加我君孝*

Abstract LiD(listening difficulty)は「聞き取り困難症」と訳されている．どのような聴覚障害も聞き取りに困難を伴うが，Auditory Neuropathy(AN)も例外ではない．LiD は他覚的聴力検査の DPOAE，ABR には問題は生じないが，AN では DPOAE は正常で ABR は無反応，また閾値は上昇し，難聴遺伝子検査では *OTOF* 遺伝子変異が同定される頻度が高い．したがって，LiD が疑われた症例の鑑別診断は，純音聴力検査と語音聴力検査の他に，他覚的聴力検査を実施することで容易に鑑別することが可能である．AN には聞き取りの困難度は重いものから軽いものがあり，聴覚補償には補聴器や人工内耳が適応の場合がある．注意深い対応が必要となる．難聴遺伝子変異の有無も参考になる．

Key words 歪成分耳音響放射(distortion product otoacoustic emission：DPOAE)，聴性脳幹反応(auditory brainstem response：ABR)，オーディトリー・ニューロパシー(Auditory Neuropathy：AN)

はじめに

1996 年に Kaga ら[1]は今まで気づかれなかった聴覚障害の成人例に対し"Auditory Nerve Disease"(AND)という疾患名で，同時に米国の Starr ら[2]は小児例と成人例を"Auditory Neuropathy"(AN)という疾患名で発表した(図 1)．それから 28 年が過ぎた．現在，幼小児例は"Auditory Neuropathy Spectrum Disorder"(ANSD)と呼ばれている．

聴覚医学的な共通した臨床症状の特徴は，成人期発症例では，

1) 主訴は，音はわかるが言葉の聞き取りが悪くなり日常生活上コミュニケーションに困難が生じている

2) 純音聴力検査で低音部の中等度の閾値上昇，高音域は軽度の閾値上昇というパターンを呈することが多い．初診時は聴力が良好であって

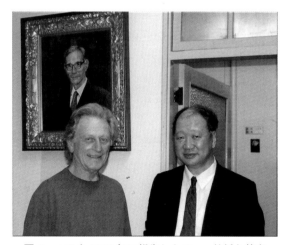

図 1．AN を 1996 年に報告した Starr 教授と筆者（東京大学耳鼻咽喉科学教室医局にて，2007 年 3 月）

も，年齢とともに進行し悪化することが少ない

3) 語音明瞭度曲線は，最高明瞭度が 50％以下を示し，はじめは良好な症例でも後に進行して悪

---

* Kaga Kimitaka，〒 152-8902 東京都目黒区東が丘 2-5-1　独立行政法人国立病院機構東京医療センター，名誉臨床研究センター長／〒 101-0063 東京都千代田区神田淡路町 2-25　神尾記念病院，顧問

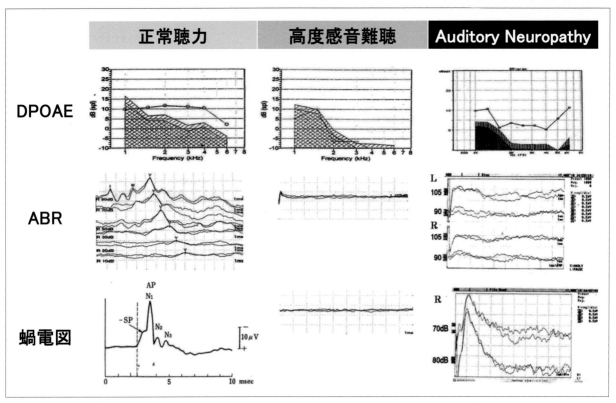

図 2. 正常聴力，高度感音難聴，AN の DPOAE，ABR，蝸電図の比較

化することが多い
　4）歪成分耳音響放射(DPOAE)は正常
　5）ABR(聴性脳幹反応)は無反応
である．また，6)蝸電図では－SP のみ，あるいは－SP と小さな compound action potential(N1)が記録されることが多いことも特徴として挙げられる(図2)．さらに患者とは，1対1の場合では会話が成立することが少なくないが，複数での会話は困難となるため，社会生活では相手とのコミュニケーションが難しくなる．

　成人症例では補聴器は効果がなく，装用を試みても希望しない．電話やテレビのような機器を介した音声は著しく聞き取りにくい．患者は「耳鼻咽喉科医にその聴覚障害の不自由さを相談しても純音聴力検査の結果のみで判断されるため，身体障害者手帳は発行されないので困る」と訴えることが少なくない．前庭眼反射(温度眼振反応)の低下している症例，すなわち vestibular neuropathy の合併例も一部存在する．

　フォローアップを行うと，聴覚障害は発達や加齢による変化が加わり，DPOAE の反応が失われることがある[3]．そのため，よりコミュニケーションが困るようになるが，それでもまだ1対1の会話は可能な症例もあるが，多くは人工内耳手術の適応となり，その効果は大きい．

AN および ANSD の診断と治療方法に関する分類の提案(2019)

　2016年，Auris Nasus Larynx 誌の筆者の AN 研究の review の中に幼小児例における診断と治療分類を発表した[4]．これに小修正を加えて 2017年のストックホルムで開催された第2回の AN の国際フォーラムで発表した[5]ものに，さらに修正を加えた分類案を説明する．

1．Type I

　DPOAE(＋)，ABR(－)であったのが ABR が正常化する場合で，早産による未熟児に多く，成長とともに ABR が正常波形となり，最終的には難聴は合併しない．内有毛細胞，蝸牛神経と脳幹聴覚伝導路の未熟性が原因と考えられる(図3)．

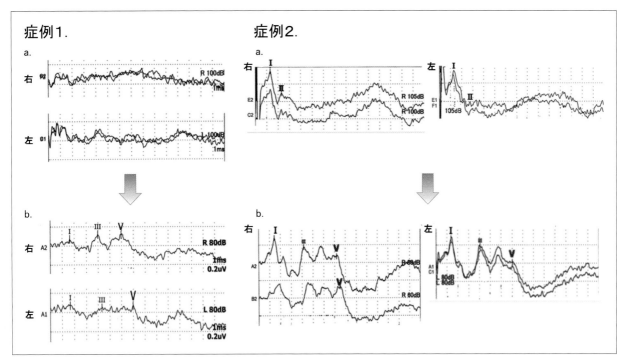

図 3. Type Ⅰ
症例 1：ABR 無反応→正常化例．a：2009 年 ABR 無反応，b：2011 年 ABR 正常
症例 2：ABR Ⅰ，Ⅱのみ出現→正常化例．a：生後 15 日，b：1 歳 1 か月

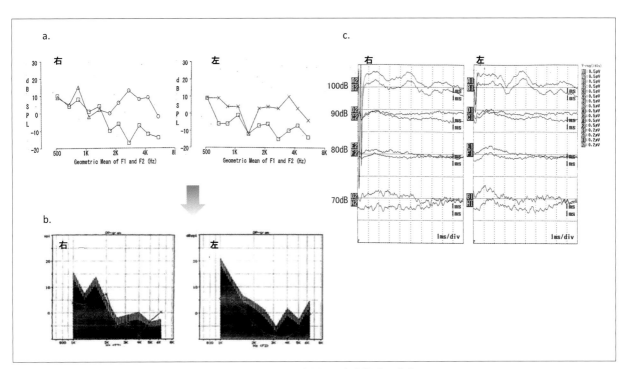

図 4. Type Ⅱ．症例 3：高度難聴に変化
 a：1 歳 8 か月 DPOAE 正常
 b：4 歳 2 か月 DPOAE 無反応
 c：1 歳 9 か月 ABR 無反応

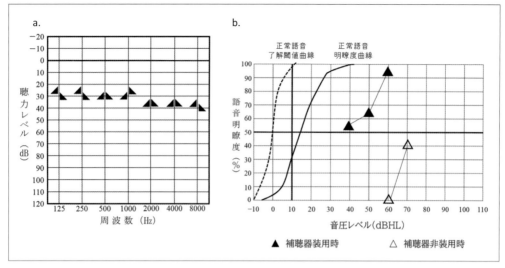

図 5. Type Ⅲ. 症例 4：補聴器の効果(＋)例
　a：補聴器装用下の純音聴力検査
　b：裸耳(△)と補聴器装用下(▲)の語音聴力検査

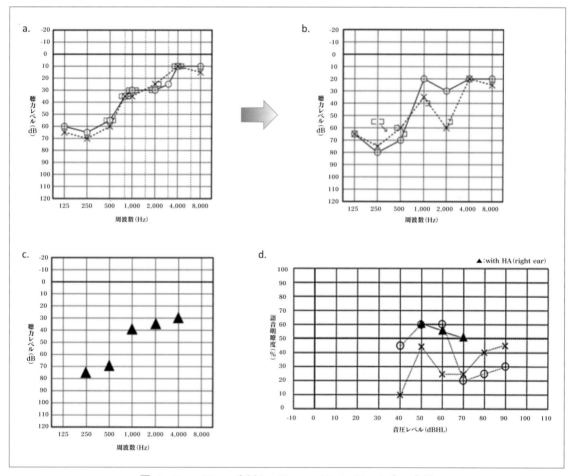

図 6. Type Ⅲ-a. 症例 5：Charcot-Marie-Tooth 病の症例
　a：裸耳の聴力検査(21 歳)
　b：裸耳の聴力検査(36 歳)
　c：右耳補聴器装用下の聴力検査(37 歳)
　d：右耳補聴器装用下(▲)と裸耳の左右別の語音聴力検査(37 歳)

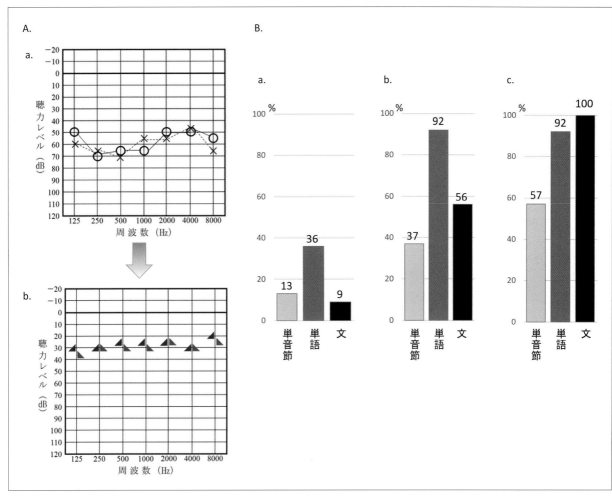

図 7．Type Ⅲ-b．症例 7：人工内耳の効果（＋）例（右人工内耳 5 歳 1 か月，左人工内耳 5 歳 10 か月）
A：聴力検査．a：術前（裸耳），b：術後（両耳人工内耳装用）
B：CI2004．a：術前（両耳補聴器装用下），b：5 歳 7 か月（右人工内耳，左補聴器装用下），c：7 歳（両耳人工内耳装用下）

2．Type Ⅱ

新生児期に DPOAE（＋），ABR（－）であったのが発達とともに DPOAE が消失する場合で，高度難聴に変化する（図 4）．先天性の AN の中でもっともこのタイプが多い．おそらく新生児期に内・外有毛細胞は機能的に働いていたのが，発達とともに内・外有毛細胞がともに消失したことが機能検査から推測される．人工内耳手術の適応となり，その効果は大きい．

3．Type Ⅲ

DPOAE（＋），ABR（－）の状態が持続する．新生児期からその後の成長，発達後も同じ検査所見が持続するタイプで，さらにこれを 3 つに分類した．

1）Type Ⅲ-a（補聴器の適応）

補聴器が効果的な場合である（図 5）．小児では OTOF 遺伝子変異を認める．Charcot-Marie-Tooth 病の小児でも成人の場合でも補聴器が効果がある（図 6）．しかし，小児期は補聴器を利用していたのが思春期になって不要となる場合もある．

2）Type Ⅲ-b（人工内耳の適応）

幼児の場合，条件詮索反応聴力検査（COR）や遊戯聴力検査で閾値が軽・中等度難聴に相当するにもかかわらず，聞き取りが非常に悪く，言語発達が著しく制限される場合である．治療の選択として人工内耳手術の適応があり，その効果は大きい（図 7）．遺伝子検査では OTOF 遺伝子変異がしば

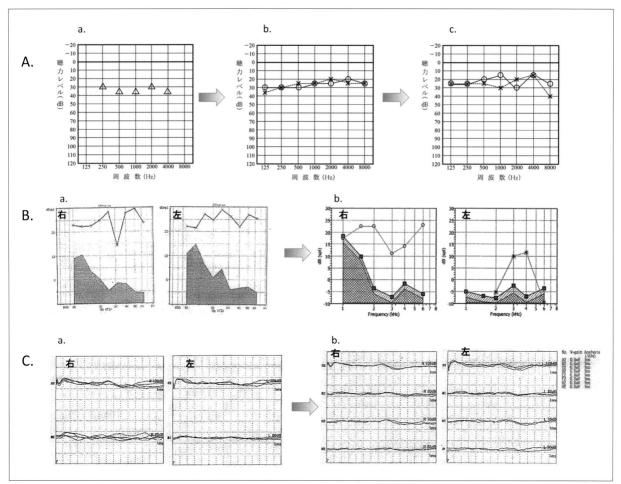

図 8. Type Ⅲ-c. 症例 8：聴覚補償を必要としない症例
A：聴力検査. a：3 歳, b：7 歳, c：12 歳
B：DPOAE. a：1 歳, b：12 歳
C：ABR. a：1 歳, b：5 歳

しば認められる.

　成人の場合，低音障害型の感音難聴で，語音聴力検査で 50％ 以下である場合は身体障害者手帳の聴覚障害 4 級に相当する．人工内耳手術の適応があり，術後の聞き取りは文レベルで 90％ を超えることが少ない．遺伝子検査で OTOF 遺伝子変異が認められることがあり，視覚障害も合併している場合には OPA1 遺伝子変異が高頻度で見出される[6]．

3）Type Ⅲ-c（聴覚補償は様子をみる）

　聴覚補償を必要としない場合である．幼小児では筆者は今のところ 2 例フォローアップしている（図 8）．現在，この 2 例は聴覚・音声によるコミュニケーションが良好である．

状況や発達・加齢で変化する AN と ANSD

　成人では聴覚は騒音下での聞き取りに問題があったり，温度感受性の AN では入浴で体温が上がると聞き取りが著しく低下し，体温が元に戻ると元の正常聴力に戻るタイプがこれに相当する．Charcot-Marie-Tooth 病のような神経疾患にタイプの初期もあてはまる．成人になって高度難聴化する．Type Ⅲ-c は Type Ⅲ-a や Type Ⅲ-b に継時的に変化する場合もありうるので厳重なフォローアップと観察，その経時的変化に対する支援が必要である．

一方，AN は加齢により高度難聴化することが少なくない．筆者が30年以上にわたって担当している症例では，初診時は典型的な AN の聴覚検査所見を呈したが，現在高齢期を迎え，両耳とも高度難聴に変化している．

症候性と非症候性

ANSD には原因が新生児高ビリルビン血症，CAPOS 症候群のような症候性のタイプと非症候性の OTOF 遺伝子変異などの難聴遺伝子変異による聴覚障害である場合がある．難聴が重度で，補聴器装用下の聴覚言語の獲得が不十分なために人工内耳手術が行われている症例が少なくないが，補聴器が効果的な場合もある．一方で，まったく補聴も必要としない症例もあり，今後 OTOF（＋）例の人工内耳手術後の聴覚言語の獲得と，たとえば GJB2 遺伝子変異のようなもっとも多い難聴遺伝子変異症例との比較が必要である．

おわりに

LiD は AN の中の Type Ⅲ-c に純音聴力検査や語音聴力検査だけで比較すると，見かけ上似ていなくもないと診断される可能性がある．しかし，DPOAE と ABR の検査を行うなど，全く異なる病態生理であることはわかる[6]．

文　献

1) Kaga K, Nakamura M, Shinogami M, et al：Auditory nerve disease of both ears revealed by auditory brainstem response, electrocochleography and otoacoustic emissions. Scand Audiol, **25**(4)：233-238, 1996.
　Summary　Auditory Nerve Disease 成人2例の報告．ABR 無反応，DPOAE の反応あり，蝸電図は－SP のみで AP なし．

2) Starr A, Picton TW, Sininger Y, et al：Auditory neuropathy. Brain, **119**：741-753, 1996.
　Summary　Auditory Neuropathy 10例の報告．成人例と小児例を含む．3例は Charcot-Marie-Tooth 病．ABR 無反応，DPOAE の反応あり，蝸電図の記録なし．

3) Masuda T, Kaga K：Influence of aging over 10 years on auditory and vestibular functions in three patients with auditory neuropathy. Acta Otolaryngol, **131**：562-568, 2011.

4) Kaga K：Auditory nerve disease and auditory neuropathy spectrum disorders. Auris Nasus Larynx, **43**(1)：10-20, 2016.

5) 加我君孝，松永達雄：Auditory neuropathy と auditory neuropathy spectrum disorders 聴覚障害の病態生理と難聴遺伝子変異．JOHNS, **89**(7)：530-542, 2017.

6) Kaga K(ed)：ABR and electrically evoked ABRs in children. Modern Otology and Neurology. Springer, 2022.
　Summary　Auditory Neuropathy の病態生理と人工内耳の小児と成人の効果，EABR の結果などについて最新の研究成果を解説．

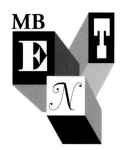

◆特集・聞き取り困難症─検出と対応のポイント─

聞き取り困難症と内リンパ水腫

吉田忠雄*

Abstract 聞き取り困難症(LiD)／聴覚情報処理障害(APD)は，中枢性の聴覚情報処理の障害によって，通常の聴力検査では異常がみられないが，聞き取りに困難を生じる状態と考えられる．LiD/APDには末梢病理を伴う場合と伴わない場合があり，内リンパ水腫はサブクリニカルな末梢病理として聞き取りに影響を与えている可能性が示唆される．高解像度 MRI により LiD/APD の内リンパ水腫の分布と聴覚情報処理検査の関連性について検討した．LiD/APD 例では内リンパ水腫を認める割合が有意に多く，特に雑音下の聞き取りに影響を与えていることが明らかとなった．症例によっては，MRI で確認された内リンパ水腫の治療が LiD/APD の雑音下の聞き取りの改善に寄与することが観察された．通常の聴力検査だけでなく，聴覚処理検査，発達検査に加え MRI などの複数の検査が必要であり，これらを総合的に組み合わせることで，LiD/APD 症例の理解と対処がより進んでいくと考えられる．

Key words 聴覚情報処理障害(auditory processing disorder)，聞き取り困難症(listening difficulties)，聴覚情報処理検査(auditory processing test)，内リンパ水腫(endolymphatic hydrops)，MRI(magnetic resonance imaging)

はじめに

聞き取り困難症(listening difficulties：LiD)あるいは聴覚情報処理障害(auditory processing disorder：APD)とは，中枢性の聴覚情報処理の障害によって，言語の聞き取りに困難を生じる状態である．最近では，"注意"や"ワーキングメモリ"などの認知機能の問題の関与がよく知られている．The American Speech Language Hearing Association(ASHA)は，聴覚情報処理のプロセスにおける各種の症状を表1のように定義している[1]．これらの症状は LiD/APD に特徴的な症状であるが，純音聴力検査で軽度〜中等度難聴を示す症例や語音聴力検査，耳音響放射(otoacoustic emission：OAE)，聴性脳幹反応(auditory brainstem response：ABR)などの聴覚検査にて何らかの異常を示す症例でも同様にみられる症状でもある．そのため，川瀬[2]は純音聴力検査で難聴のない LiD を LiD with clinically normal audiogram と定義している．また，LiD が中枢での機能的病理を前提とした概念から発生したものであることから，末梢病理が存在しない LiD を LiD without peripheral pathology，末梢病理が存在するLiDをLiD with peripheral pathology と定義している．一方で，末梢病理については聴覚検査で証明できる clinical なものと，通常の聴覚検査では異常を認めない subclinical なものが存在することも述べられている．本稿では，LiD with peripheral pathology の subclinical な病理として内リンパ水腫を合併する LiD について概説する．

1．聞き取り困難症における末梢性の障害は存在するか？

LiD/APD の定義として現在提唱されているのは，① 聞き取り困難の自覚症状をもっている，②

---

* Yoshida Tadao，〒466-8550 愛知県名古屋市昭和区鶴舞町65　名古屋大学耳鼻咽喉科学教室，准教授

表 1. 聴覚情報処理のプロセスにおける各種の症状

・音源の定位(sound localization and lateralization)
・音の識別(auditory discrimination)
・音のパターン認識(auditory pattern recognition)
・ギャップの検出などの時間経過に伴う音の変化の認識(temporal aspects of audition including temporal integration, temporal discrimination, temporal ordering and temporal masking)
・競合的騒音下での聴取(auditory performance in competing acoustic signals(including dichotic listening))
・低品質音の聴取(auditory performance with degraded acoustic signals)

末梢性の聴覚障害を認めない,の2つを満たすものである[3]. ① については自覚症状であり,その評価として小渕らの質問紙(聞こえにくさに対する質問紙[4])が用いられることが多い.音声聴取,空間知覚,聞こえの質,心理的側面の4項目各4つの質問に0〜10点で回答する形式であり,合計160点の評価となる.109点以下のスコアを示す場合にはLiD/APDの可能性が高いと報告されている.小児については,小川ら[5]による「きこえの困難さ検出用チェックリスト」が用いられることが多い.他に自覚症状に関連する事柄として聴取すべきなのは,神経発達症(発達障害)に関する生育歴・既往,聞き取り困難を自覚した時期,聞き取り困難を自覚する聴取環境,急性難聴・めまいの既往,耳鳴,耳閉感,聴覚過敏の有無などである.特に,聴覚やめまいに関する既往の有無は末梢性の障害を合併する可能性を示すものであり必ず問診に含めたほうがよい.② の末梢性の聴覚障害の有無については聴覚検査を行うことが基本となる.聴覚検査はLiD/APDの鑑別診断を行ううえでも非常に重要である.軽度〜中等度の難聴がみられることはしばしばあり,純音聴力検査での鑑別が可能である.機能性難聴が疑われる場合にはDPOAE(歪成分耳音響放射)やABR,聴性定常反応(auditory steady-state response:ASSR)などの検査を追加して確認する必要がある.純音聴力検査に加えて,通常行う検査としては語音聴力検査がある.静寂下でも語音明瞭度が低下している場合には,AN(Auditory Neuropathy)も考慮に入れてABRやDPOAEなどの他の検査結果と合わせて評価を行うことが必要となる.これらの通常の聴覚検査で異常を指摘できる末梢性の障害をもつLiD/APDはclinicalなLiD with peripheral pathologyといえる.提唱されているLiD/APDに

該当する明らかな末梢性障害のない症例であっても,経過中に末梢性障害や機能性難聴を呈する可能性も考えられるが,それぞれの末梢性の障害がどの程度,聞き取り困難に影響を与えているかを評価することは非常に困難である.一方で,hidden hearing lossや内リンパ水腫などは通常の聴覚検査では異常を指摘することが困難であり,subclinicalな末梢性の障害と分類できる.我々は以前からメニエール病や内リンパ水腫関連疾患についてMRIによる内リンパ水腫の評価を行ってきたこともあり,LiD/APDにおいてどの程度内リンパ水腫が分布し,聴覚にどのような影響を与えているか検討した.

2.他疾患における内リンパ水腫の分布

高解像度MRIを用いた内リンパ水腫の描出については,これまでに多く報告されている[6][7].内リンパ水腫の画像評価の方法は,蝸牛・前庭それぞれに,なし・軽度・著明の3段階の定性的評価を行っている(図1)[8].メニエール病確実例では患側の蝸牛で86〜98%,前庭で93%程度に内リンパ水腫を認め,ほぼすべての症例で蝸牛・前庭いずれかに内リンパ水腫を認める[9][10].一方で,メニエール病の健側耳では蝸牛で46.9%,前庭で53.1%に内リンパ水腫を認める.さらに,健常コントロールにおける内リンパ水腫の分布も報告されており,蝸牛で38.1%,前庭で7.1%に軽度以上の内リンパ水腫を認めることが明らかになっている[9].健常コントロールは過去にも現在にも明らかな蝸牛・前庭症状を認めない症例である.図2に疾患ごとの著明な内リンパ水腫を有する割合を示す.メニエール病,遅発性内リンパ水腫,低音障害型感音難聴,両側特発性難聴では概ね40%以上に著明な内リンパ水腫を認め,その他の疾患と比較して内リンパ水腫の分布が多い傾向にある.

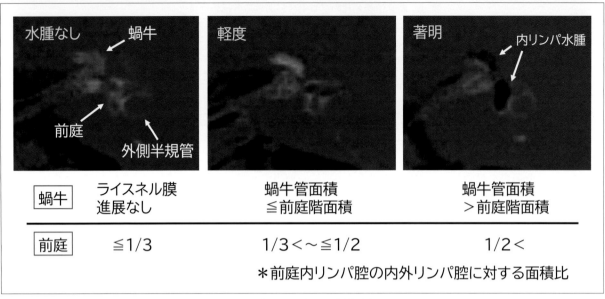

図 1. 内リンパ水腫の程度分類

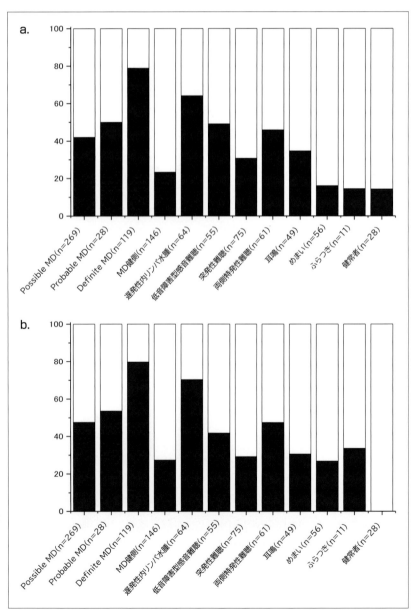

図 2.
a：疾患ごとの著明な蝸牛内リンパ水腫の割合
b：疾患ごとの著明な前庭内リンパ水腫の割合

LiD/APD と内リンパ水腫

1. 症 例

30歳，女性．職業：クリニック看護師．
【現病歴】5年前に現在の職場に就職してから，聞こえにくさを自覚．近医で聴力検査を受けたが異常なしと言われた．
・仕事中に横や後ろから話しかけられるとわかりにくい
・電話が苦手で長い内容だと途中からわからなくなる
・複数人との会話は苦手

質問紙によるスクリーニング：聞こえにくさに対する質問紙 113/160点．

純音聴力検査の結果を図3に示す．DPOAEの結果を図4に示す．

純音聴力検査は正常範囲であり，聞き取り困難の自覚症状を有することから LiD/APD と診断される．本症例の聴覚情報処理検査(auditory processing test：APT)の結果を表2に示す．両耳分離聴検査，雑音下聴取検査，聴覚的注意検査，複数音声下聴取検査を行ったが，雑音下聴取検査のSNR+5で83%と成人の平均値[11]を下回る結果であった．本症例では急性難聴やめまいの既往は認

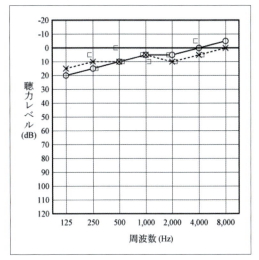

図 3. 症例の純音聴力検査

めなかったがガドリニウム静注4時間後のMRI検査を行ったところ，両側の蝸牛・前庭に著明な内リンパ水腫を認めた(図5)．本症例では内リンパ水腫の治療目的に五苓散の処方を希望したため処方したところ，1か月程度で自覚的に聞き取りが改善した．3か月後に再度行った APT では SNR+5 にて100%に改善した．

2. LiD/APDの末梢性の症例と内リンパ水腫の関連[12]

2019～2022年に当科を自覚的な聞き取り困難にて受診し APT を行った111例のうち，APTで1項目以上正常成人平均値±2SDを超える症例で

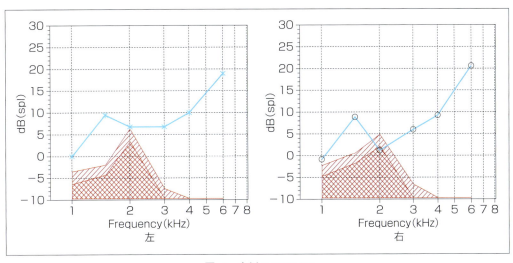

図 4. 症例の DPOAE

表2. 症例の auditory processing test の結果

検査		検査耳	初診時 正答率 (%)	内服 3か月後 正答率 (%)
両耳分離聴	単音節	左/右	43/40	
	文	左/右	100/100	
雑音下聴取	SNR +10	両	100	100
	SNR +5	両	83	100
	SNR 0	両	83	83
	SNR −5	両	67	67
	SNR −10	両	0	17
	SNR −15	両	17	17
聴覚的注意		両	100	
複数音声下聴取		両	95	

MRIを行った20例(男性6例,女性14例,平均年齢:20.1歳)について内リンパ水腫の有無とAPTの結果との関連,および聞こえにくさに対する質問紙のスコアとの関連について検討を行った.20例40耳のうち蝸牛で9耳に軽度,14耳に著明な内リンパ水腫を認めた.5例では両側の蝸牛に著明な内リンパ水腫を認めた.前庭では5耳で軽度,6例で著明な内リンパ水腫を認めた.以前に我々が行った健常コントロール例と比較して,蝸牛・前庭ともに有意に著明な内リンパ水腫を有する割合が高かった(図6).また,APT項目との関連では雑音下聴取検査にてSNR +5および0にて内リンパ水腫を有する例で有意に低下を認

めた(図7).その他のAPT項目との関連は認められなかった(図8,9).また,聞こえにくさに対する質問紙の各項目のスコアとの関連も認められなかった(図10).LiD/APD例では全く蝸牛・前庭症状のない健常者と比較して内リンパ水腫を有する割合が高く,通常の聴覚検査で変化を認められない場合でもsubclinicalには内リンパ水腫を有し聞き取り困難の症状に影響を与えている可能性が示唆された.また,LiD/APDにおいて内リンパ水腫は雑音下聴取に関連する可能性も示唆された.静寂下と雑音下の語音聴取に40%の差を認めるのは正常では1%未満,音響外傷では8%,メニエール病で48%,聴神経腫瘍で62%と報告されている[13].また,メニエール病症例の長期経過を観察した研究では初回検査から108か月後に純音聴力と語音聴取に有意な解離を認め,純音聴力に比較して語音聴取の悪化が早く起きることが報告されている[14].これらの結果から,LiD/APD例では健常者と比較しsubclinicalに内リンパ水腫を有する割合が高く,聞き取り困難の症状に付加的に影響を与えていることが示唆された.

おわりに

聴力正常でLiDを認め,subclinicalな末梢性障害として内リンパ水腫を有する症例について内リンパ水腫の分布とAPTとの関連について概説し

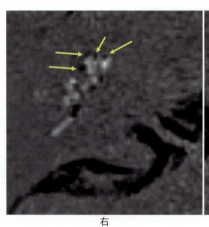
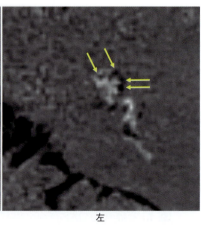

右　　　　　　　左

図5.
症例の内耳造影MRI(HYDROPS画像)
両側の蝸牛に著明な内リンパ水腫を認める(矢印)

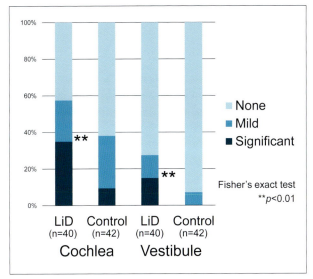

図 6. コントロールと LiD/APD 例の
内リンパ水腫の分布

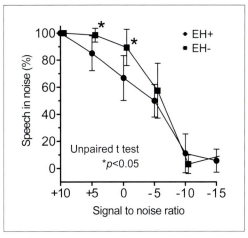

図 7. 蝸牛内リンパ水腫の有無による
雑音下聴取検査

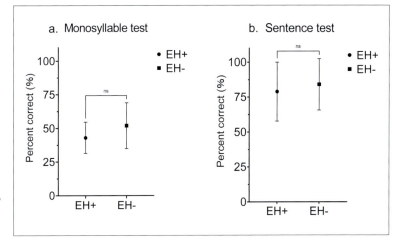

図 8. 蝸牛内リンパ水腫の有無による
両耳分離聴検査

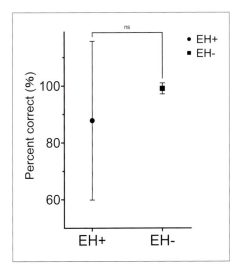

図 9. 蝸牛内リンパ水腫の有無による
聴覚的注意検査

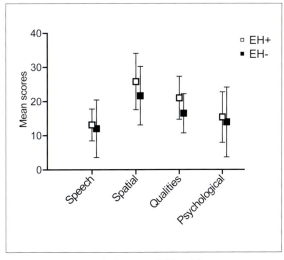

図 10. 蝸牛内リンパ水腫の有無による
質問紙の各項目スコアの比較

た．内リンパ水腫のような subclinical な末梢病理が聞き取りに少なからず影響を与えている可能性が明らかとなった．現状では必ずしも LiD の検査として MRI が必須とまではいえないが，今後は聴覚検査，発達検査，APT，高次脳機能検査など複数の検査を総合した評価が必要になると考えられる．

文　献

1) 福島邦博：聴覚情報処理障害（APD）について．音声言語医学，**49**：1-6, 2008.

2) 川瀬哲明：Listening difficulties with clinically normal audiogram—原因病理に対する考え方と診断上の問題点—. Audiol Jpn, **66**：237-246, 2023.

3) 阪本浩一：当事者ニーズに基づいた聞き取り困難症（LiD）/聴覚情報処理障害（APD）研究の現状と展望．Audiol Jpn, **66**：511-522, 2023.
   Summary　聞き取り困難症研究の現状と AMED 研究「当事者ニーズに基づいた聴覚情報処理障害診断と支援の手引きの開発」の中間報告．

4) 小渕千絵：APD「音は聞こえているのに聞きとれない」人たち—聴覚情報処理障害（APD）とうまくつきあう方法．さくら舎，2020.

5) 小川正利，原島恒夫，堅田明義：通常学級に在籍する児童のきこえの困難さ検出用チェックリストの作成—因子分析的検討を通して—．特殊教育学研究，**51**：21-29, 2013.

6) Nakashima T, Naganawa S, Sugiura M, et al：Visualization of endolymphatic hydrops in patients with Meniere's disease. Laryngoscope, **117**(3)：415-420, 2007.

7) Naganawa S, Satake H, Iwano S, et al：Imaging endolymphatic hydrops at 3 tesla using 3D-FLAIR with intratympanic Gd-DTPA administration. Magn Reson Med Sci, **7**(2)：85-91, 2008.

8) Nakashima T, Naganawa S, Pyykko I, et al：Grading of endolymphatic hydrops using magnetic resonance imaging. Acta Otolaryngol Suppl, **129**(560)：5-8, 2009.

9) Yoshida T, Sugimoto S, Teranishi M, et al：Imaging of the endolymphatic space in patients with Ménière's disease. Auris Nasus Larynx, **45**(1)：33-38, 2018.
   Summary　メニエール病と健常コントロールについて内リンパ水腫の分布を検討した．メニエール病確実例とコントロール例の比較では，前庭の軽度以上の内リンパ水腫の有無が感度 94％，特異度 93％であった．

10) Pyykkö I, Nakashima T, Yoshida T, et al：Meniere's disease：a reappraisal supported by a variable latency of symptoms and the MRI visualisation of endolymphatic hydrops. BMJ Open, **3**(2)：e001555, 2013.

11) 石川一葉：正常聴力成人における聴覚情報処理検査（APT）基準値．Audiol Jpn, **64**：328-335, 2021.
   Summary　健聴ボランティア 21 人が参加し，聴覚情報処理障害の検査として使われている聴覚情報処理検査の正常聴力成人の基準値を決定した．

12) Yoshida T, Kobayashi M, Sugimoto S, et al：Presence of endolymphatic hydrops on listening difficulties in patients with normal hearing level. Acta Otolaryngol, **143**(2)：163-169, 2023.

13) Olsen WO, Noffsinger D, Kurdziel S：Speech discrimination in quiet and in white noise by patients with peripheral and central lesions. Acta Otolaryngol, **80**(5-6)：375-382, 1975.

14) Garaycochea O, Manrique-Huarte R, Calavia D, et al：Speech Recognition During Follow-Up of Patients with Ménière's Disease：What Are We Missing? J Int Adv Otol, **18**(1)：14-19, 2022.

JAPAN OTOLOGICAL SOCIETY

耳科学 ～小さな宇宙を究める～

第34回
日本耳科学会総会・学術講演会

2024年 **10/2**(水)～**5**(土)

HP: https://www.congre.co.jp/jos34/index.html

[会　場] **ウインクあいち**（愛知県産業労働センター）

[会　長] **曾根　三千彦**（名古屋大学大学院医学系研究科頭頸部・感覚器外科学耳鼻咽喉科教授）

[学会事務局] 名古屋大学医学部 耳鼻咽喉科学教室
〒466-8550 名古屋市昭和区鶴舞町65　TEL：052-744-2323　FAX：052-744-2325　事務局長：吉田　忠雄

[運営事務局] 株式会社コングレ 中部支社 コンベンション事業本部
〒461-0008 名古屋市東区武平町5-1 名古屋栄ビルディング7階　TEL：052-950-3340　FAX：052-950-3370（代）　E-mail：jos34@congre.co.jp

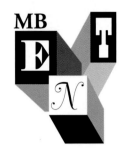

◆特集・聞き取り困難症─検出と対応のポイント─

小児科からみた聞き取り困難症

瀬戸俊之*

Abstract 聞き取り困難症(listening difficulties：LiD)/聴覚情報処理障害(auditory processing disorder：APD)は通常の聴力検査では正常あるいは軽度の難聴であるにもかかわらず，相手の会話内容が正確に聞き取れない，聞き間違いをしてしまうため日常生活上の困難をきたすものである．耳鼻咽喉科医から発達評価のために紹介される LiD/APD 症状を呈する小児の特徴は，自閉スペクトラム症，注意欠如多動症など神経発達症の特徴がみられる，もしくは既にその診断を受けている例が少なからず存在するということである．そのため，小児の LiD/APD 診断や病態を考えるうえでは，小児神経科医や児童精神科医など小児の神経発達症を専門にする医師や心理士のサポートによる幼少期からの発達歴聴取，行動観察，心理発達検査による発達の偏り，環境要因の評価が有用ではないかと考える．診断後に耳鼻咽喉科的な専門治療に加えて本人や家庭，学校との情報共有と環境調整のためにも，神経発達症をキーワードとした多診療科・多職種連携医療は重要である．

Key words 聴覚情報処理障害(auditory processing disorder：APD)，聞き取り困難症(listening difficulties：LiD)，神経発達症(neurodevelopmental disorders：NDD)，自閉スペクトラム症(autism spectrum disorder：ASD)，注意欠如多動症(attention deficit/hyperactivity disorder：ADHD)，多診療科・多職種連携(multi-disciplinary collaboration)

はじめに

聴覚情報処理障害(auditory processing disorder：APD)とは，耳鼻咽喉科における純音聴力検査で正常範囲を示すにもかかわらず，騒音下で相手の話が聞き取れない，あるいは聞き間違いをしてしまうなどの日常会話の困難をきたす状態である[1]．最近では，より広く軽度難聴例も含め聞き取り困難症(listening difficulties：LiD)という概念も提唱され，LiD/APD または単に LiD と表現されることが多くなってきた[2]．小児においては小学校，中学校などの学校での集団生活で授業中や休み時間に，家庭生活の中ではテレビや掃除機の音の存在下などでこのような問題が顕在化する．耳鼻咽喉科の LiD/APD 専門医師から小児科に紹介される児や保護者(主に母親)に伺うと，学校の健診(聴力検査)でひっかかったことが発端となり，近くの耳鼻咽喉科を受診したが聴力検査が正常だったため心因性難聴が疑われ LiD/APD の専門医師紹介に至ったという経緯が多い．また，LiD/APD の啓発が進んだため，自ら耳鼻咽喉科クリニックを受診し LiD/APD 疑いでの紹介受診も増えている．学校で行われた LiD/APD に関するアンケート調査などをきっかけに受診に至る児もいる．学校生活に困難をきたしている具体的なエピソードとしては，授業中に先生の声が聞き取れない，休み時間に友達が話しかけてきた内容がわからない，家庭でも両親や同胞からの呼びかけ

---

* Seto Toshiyuki，〒545-8585 大阪府大阪市阿倍野区旭町 1-4-3 大阪公立大学大学院医学研究科臨床遺伝学，病院教授

表 1. 神経発達症と聞き取り

	聞こえの症状
ASD	話しかけられても聞いてないかのように感じる 聴覚鈍麻，過敏 騒音下での聴取が難しい 音声言語に対する聴覚的注意の問題 話ことばのプロソディの理解に問題
ADHD	直接話しかけられた時にしばしば聞いていないようにみえる 注意が逸れて聞きにくい，聞き続けるのが難しい 騒音下で話し手に注意を向け続けるのが難しい
LD	音韻の認知に問題 話し言葉の聞き分けが難しい 個別では理解できるが，集団だと理解しにくい 聞きもらしがある 相手の話を聞いていないと感じられることがある 誤った音韻表象に基づく聞き違い

（文献 1 より一部改変）

に返事がない，同様に家族の問いかけにとんちんかんな返答をする，聞き直しが多いなどである．自ら自分の症状を APD かもしれないと疑うきっかけとしては，児もしくは母がインターネット検索で APD に関する記載をみつけたこと，マスコミで取り上げられた LiD/APD に関する報道や記事にふれたことで「自分（あるいは子ども）は APD ではないか」と思うに至り子ども自ら病院に行きたい，あるいは親が児の症状がまさに APD にあてはまるということで受診されることも珍しくない．LiD/APD では，このように他覚的に学校健診などがきっかけになった場合でも，自ら受診を希望された場合のいずれであっても，周囲音が大きい環境で人の話が聞き取りにくいことと，通常の純音聴力検査や聴性脳幹反応では異常はほぼ認められないことは共通している．

小児の LiD/APD と神経発達症との関連

筆者の外来を訪れる LiD/APD が疑われる小児あるいは保護者（ほとんどが母親）において，短時間ではあるが外来診察室で行動観察を行うと神経発達症（neurodevelopmental disorders：NDD）の特徴に気づくことが少なくない．たとえば，児では視線のあいづらさ，言語発達の遅れ，診察室内での多動，母親では診察室からの呼び込みに気づかない，予約日を忘れる，こだわり，字義通り性などがみられることがある．これらは NDD，特に自閉スペクトラム症（autism spectrum disorder：ASD）や注意欠如多動症（attention deficit/hyperactivity disorder：ADHD）の衝動性や注意力低下を想起させるものである．小渕らも APD と NDD との関連を指摘している（表 1）[1]．NDD は家族性を示すことが多く，母親に「今回お子さんは APD が疑われていますが，お母様（あるいはお父様）もそのような傾向があると思いますか」と問うと，あてはまりますと答えられる方もいる．これは LiD/APD に遺伝的要素がある可能性も否定できないだろうが，むしろ NDD の遺伝性を疑わせるものでもある．実際，本人のみならず両親や同胞が既に ASD や ADHD あるいは限局性学習症（学習障害，learning disorder：LD）の診断を受けている，あるいはフォロー中であるという情報が得られることも少なくなく，LiD/APD に NDD の遺伝性が関連している可能性を示唆するものである．以上より，小児の診療では LiD/APD に特化した問診のみならず，NDD を念頭に置いた問診と家族歴，既往歴の聴取が参考になる．LiD/APD を有する小児の NDD の関与を念頭に置いて発達の偏りをはじめとした心理特性を評価するために，心理発達検査による検討を行った．尚，本検討期間における耳鼻咽喉科での診断は APD とされていたので正確を期するため，以下 APD もしくは LiD/APD と表記する．

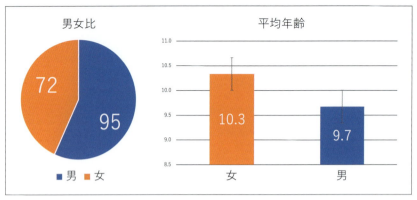

図 1. 対象（167 人）

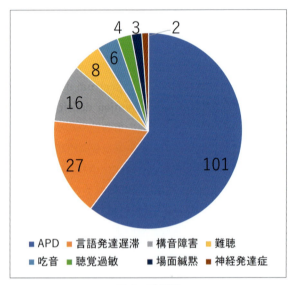

図 2. 診断別

小児科を受診した LiD/APD を有する児の心理発達評価

2022 年 1 月 1 日〜2023 年 2 月 10 日に耳鼻咽喉科から小児科へ心理発達検査目的で院内紹介された全症例 183 人（男児 109 人：女児 74 人）のうち，実際に受診・評価に至った 167 人（男児 95 人：女児 72 人）を対象として診断と経緯，発達の評価についてカルテ記載をもとに後方視的に検討した．平均年齢は 11.2 歳（男児 9.7 歳，女児 10.3 歳）であった（図 1）．評価に用いた心理発達検査はWISC-Ⅳ（ウェクスラー式知能検査）もしくは新版 K 式，加えてバウム検査，NDD 評価尺度として PARS，ADHD-RS を用いた（結果は令和 4

（2022）年度 AMED 班会議で報告）．耳鼻咽喉科でAPD と診断されている例は 6 割であった（図 2）．APD を有する児は年齢ならびに WISC-Ⅳ ともに，APD 以外の児よりも高い傾向であった（図 3）．さらに，APD 群内でみてみると，WISC-Ⅳの平均値は 99.2（男児 97.1，女児 101.6）であった（図 4）．APD 群で NDD と診断されている例は約半数を占めた．NDD の内訳は ADHD，ASD，および ASD＋ADHD＋LD が混在していた（図 5）．APD でかつ ASD の女性は fsIQ（全 IQ）が高い傾向，APD でかつ ADHD の女性は WMI（ワーキングメモリ指標）が低い傾向が示唆された．APD でかつ NDD やその他合併症のある男性は WMI が低い傾向が示唆された．今回の検討ではあくまでも心理発達検査のみからみた評価であり，簡単な外来の問診では正確な NDD の評価には限界がある．今回の対象者において，日常生活で気づかれない程度の軽度 ASD や ADHD を有する児，生活環境によって NDD 症状が顕在化していない児がさらに潜在する可能性を考慮すると，LiD/APDにおける NDD の関与している割合はさらに大きくなることが示唆される．正確な NDD の評価にはさらなる幼少期からの発達歴聴取や複数場面における行動観察が必要であろう．

事例紹介

特徴的な LiD/APD 症状をイメージしていただくために，実際の症例を参考にした架空事例を紹介する．

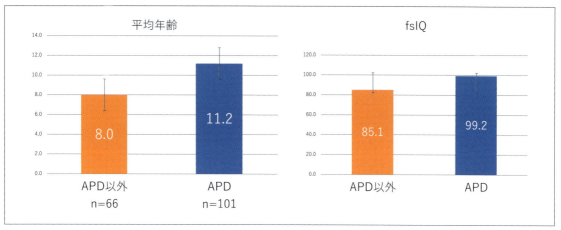

図 3. APD と APD 以外

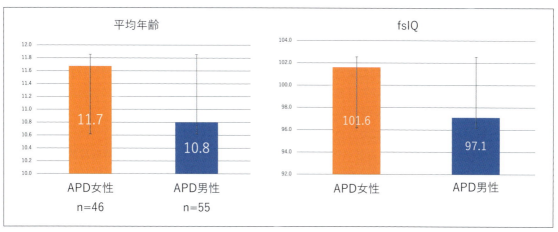

図 4. APD　年齢と WISC-Ⅳ

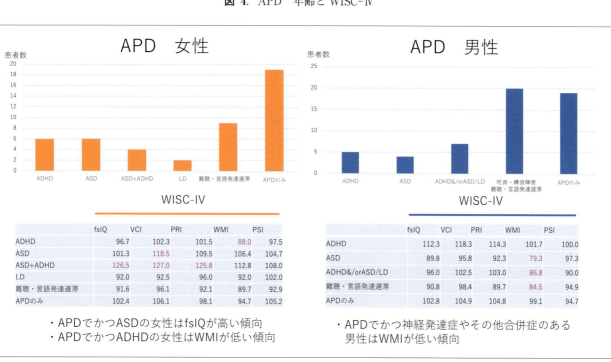

図 5. APD　併存症と WISC-Ⅳ

事例 1：14 歳，女児

【主　訴】 騒音下での聞き取り不良(耳鼻咽喉科診断は APD).

【既往歴】 喘息(NDD を指摘されたことはない).

【家族歴】 両親との 3 人家族(同胞なし).

【経　過】 小学校 4 年生頃から学校の授業中や休み時間に，教室で皆がざわざわしている時の聞き取りにくさを自覚していた．勉学には影響なく，部活もバスケットボール部に入り友人関係もトラブルはなかった．しかし，ゲームをしているときには人の話が耳に入らず，友達から指摘されたりしていた．中学生になっても同じような聞き取りにくさがあり，あるとき友達から「私の話，ちゃんと聞こえてるの？」「耳が悪いんじゃない？病院に行ったら」と言われた．気になったので自分でインターネットで検索していると APD に関する記載を見つけて，あまりに自分にピッタリあてはまることに驚いた．母に「自分は APD の症状にあてはまるから病院に行きたい」といい，近くの耳鼻咽喉科を受診した．聴力検査では異常を認められず，APD 疑いで当院耳鼻咽喉科紹介受診に至った．

【小児科診察時の様子(医師の観察)】 診察室内外では特に NDD を想起させるような行動もなく，母子関係にも特段何か気づくことはなかった．

【心理発達検査時の様子(臨床心理士の観察)】 最初は緊張の様子．その後，緊張もほぐれ，アイコンタクトがとれる．どの課題も丁寧に対応できていた．最後まで大きく姿勢がくずれることはなく集中できた．記号探しが楽しく，数唱が難しかったという．記憶や注意集中に問題なし．語彙や言葉からの推測力は年齢相応．年齢に比して高い空間認知力．見た情報から考える力や問題解決力も年齢相応．記憶や注意集中に問題なし．書き写しは集中して取り組めたが，自己修正があった．見たものをすばやく書き写すのはやや苦手なように見受けられた．

【WISC-Ⅳ】

> fsIQ：100
> VCI(言語発達指標)：105
> PRI(知覚推理指標)：104
> WMI：102
> PSI(処理速度指標)：93

【バウムテスト】 幼さがある．情緒的には安定．周囲の期待に沿う行動．適切な自己肯定感．

【小児神経科医による NDD に関連する評価】 軽度の ASD が併存する可能性はある．ただし，NDD の診断には至らない．ASD などの併存や診断を行うにはさらなる診察，特に幼少期からの発達歴聴取が必要となる．

事例 2：15 歳，女児

【主　訴】 心因性難聴の精査目的(耳鼻咽喉科診断は APD).

【既往歴】 起立性調節障害，不登校(この数か月)，NDD を指摘されたことはない．

【家族歴】 両親との 3 人暮らし(同胞なし)．母は自分も APD にあてはまるという．

【経　過】 3 年前から聞こえづらさを自覚していた．特に，周りに雑音があるとき，話慣れない人との会話のときが顕著であった．授業中も口頭で言われたことがわかりにくい．救急車の音や，急に話しかけられたときの人の声，寝ている時の時計の音が気になる．友達は少ない．クラブも入っていない．勉強で特に困っていることはない．中学 2 年生になり，自分から母に訴える．近くの耳鼻咽喉科を受診するが聴力検査では異常を認められなかった．母がインターネットで APD に関する記載を見つけて，娘と自分にあてはまると思ったことがきっかけで当院耳鼻咽喉科紹介受診に至った．

【小児科診察時の様子(医師の観察)】 1 人でじっと座っている．話しかけても視線はあいにくい．

ASD者では，周囲の音が気になってしまい，会話に集中できず，聞き取りが難しい（選択的聴取の問題）．このようなことから聴力に異常がないにもかかわらず，聞き取りが困難な状態をきたしやすく，ASDやADHDで多くみられることが知られている．また，ASD者では感覚そのものが鋭敏であることが示唆されている．聴覚に関して，比較的音量が低い音刺激に対しても，ASD者では大きな聴覚性驚愕反射が生じることが報告されている．

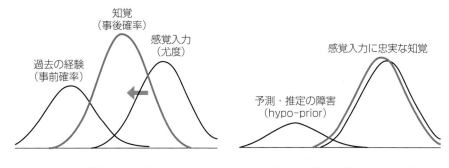

定型発達者において知覚は観測値と過去の経験（事前確率）の積によって生じる．一方，ASD者では事前確率の低形成ないし，分散が大きく（hypo-prior），感覚入力に忠実な知覚が生じてる．

図 6．感覚のフィルタリング機能における問題
（図：文献5より転載・改変）

【心理発達検査時の様子（臨床心理士の観察）】
受検態度はよいが，視線はあいにくい．言葉遣いは丁寧，落ち着いている．単語の説明は，日常的な文脈の中での説明でなく，辞書的説明．表情は硬く，口語的ではない．復唱課題の中で，相互コミュニケーションの苦手さ，暗黙の了解，空気を読むことの苦手さが伺えた．難しい問題は十分に考えたあと，「わからないです」と答えた．臨床心理士との雑談の中で，「中3なんだ．大人っぽいね？」という問いかけに曖昧な笑み．好きな教科や苦手な教科も趣味もない．人体図鑑を見るのが好きで，将来は「医学者になりたい」と答えた．

【WISC-Ⅳ】

fsIQ：130　　VCI：123
PRI：111　　WMI：130
PSI：140

【バウムテスト】 幼さ，空想，引きこもり傾向，非交流的，低い自己肯定感．

【小児神経科医によるNDDに関連する評価】
比較的短時間の診療であるにもかかわらず多方面の情報を得ることができた．知能は高く，聴覚過敏のエピソードもあり，ASDと診断できる可能性が高い．

小児神経科医からみた LiD/APDとNDDとの異同

自験例のみの限られた情報からにはなるが，カルテ記載に基づいて個々の症例について小児神経科医と児童精神科医と検討すると，耳鼻咽喉科医による評価や心理発達検査上，NDDと診断されていない症例においても，周りから認識されない程度のASD（もしくはADHD）の併存が疑わしい例が存在している可能性があるのではないかという議論になった．特に，女性では周りから気づかれない，もしくは自覚がないASD例が潜在する可能性がある[3]．APDには様々な背景要因が存在するという報告があるが[4]，APDの症状の一因としてASDの特徴である感覚過敏やフィルタリング機能の異常，感覚入力に忠実な知覚という側面から説明できるのではないかと推察される（図6）[5]．一方で，小児科内における限られた診察時間での問診と行動観察では，典型的でないASDやADHDは見逃されている可能性は否定できなかった．NDDの関与の有無にかかわらず，LiD/APDではほぼ全例において「雑音下での聞き取り

表 2. LiD/APD診療における小児科医の役割例

- ・身体疾患の除外
- ・小児の神経発達の視点からみた問診
  - 家族歴聴取・幼少期の発育歴
  - 本人をとりまく環境の把握
- ・行動観察(本人,母)
  - 診察室内外
  - 心理発達検査の観察所見と評価
- ・家庭や学校での行動評価もふまえた総合的診断

困難」「聞き違い」という主訴は共通しており,診断を得ることによって長きにわたって本人が抱えていた困難の理由がわかったことへの安心感,学校での配慮と環境調整,補聴支援システムの適応などが可能となる[6)7)].LiD/APD症状を訴える方々への対応,診断を検討するにあたっては自覚・他覚症状を重視し,聴力評価(正常および軽度の聴力障害も含む)による簡潔で一般および医療者にわかりやすい診断基準であることが望ましいであろう.LiD/APDの診断に至った小児について,NDDの関与が明らかになれば,本人や家庭,学校と診断に基づく情報共有を行いながら治療,助言,環境整備が可能となる[8)~11)].ASDやADHDの傾向は生来性のものであるため,小児に限らず,一見NDDの合併がないようにみえるAYA世代,成人例であっても,詳細な発達・成育歴聴取,親や同胞も同様の傾向を有するかどうかの視点に立った家族歴聴取を行うことによって,NDDに関する背景が明らかになる可能性がある.

以上,NDDの併存評価という点においても,小児科医,小児神経科医や児童精神科医を含む多診療科や多職種がかかわることによる様々な角度からの評価と議論が必要であると考えられた.まとめとしてLiD/APD診療における小児科医の役割を表2に挙げる.

さいごに

LiD/APDは本人の困り感を発端に受診されることが少なくない.診断により困難の理由がわかり安心感が得られる.学校での配慮や環境調整,補聴支援システムの適応などが可能となり患者へのメリットが大きい.2024年3月に発行された「LiD/APD診断と支援の手引き」[12)]も参考にされ

たい.LiD/APDにNDDの関連が疑われるならば,NDDに詳しい小児科医,小児神経科医や児童精神科医,臨床心理士,言語聴覚士などコ・メディカルとのチーム医療が有用である.

謝　辞

本学小児科におけるLiD/APD症例の検討について児童精神科的視点から多大なご教示をいただきました大阪公立大学大学院神経精神医学教室の平井香先生,またAPDとADHDとの関連に深いご教示を賜りました藍野大学医療保健学部の若宮英司先生に深謝申し上げます.

参考文献

1) 小渕千絵,原島恒夫(編著):きこえているのにわからない　APD(聴覚情報処理障害)の理解と支援.学苑社,2016.
2) 岡本康秀,小渕千絵,中市健志ほか:「聞き取り困難」における聴覚特性と背景要因.日耳鼻会報,**125**:1092-1103,2022.
3) 金井智恵子:女性の自閉スペクトラム症の臨床的特徴と治療・支援のあり方.J Social Welfare Management,**1**(1):14-20,2021.
4) 芦谷道子,石崎優子:聴覚情報処理の問題を伴う小児心因性難聴事例における背景要因の検討―認知発達的要因および心理社会的要因に注目して―.子の心とからだ「JJSPP」,**27**(1):33-41,2018.
5) 和田　真:感覚・知覚の特徴.Clinical Neuroscience,**40**(3):321-325,2022.
   Summary　神経発達症,特に自閉スペクトラム症を有する者における聴覚過敏などの種々の特性が概説されている.
6) 小渕千絵:小児と成人の聴覚情報処理障害の心身診療.JOHNS,**37**(4):379-383,2021.
7) 橋本亜矢子:機能性・心因性難聴症状評価のポイントと具体的な対応法.耳喉頭頸,**93**(8):622-625,2021.
8) 橋本圭司:神経発達症.総合リハ,**49**(10):1005-1009,2021.
9) 荻野和雄:神経発達症群.児童精神医学とその近接領域,**61**(1):8-17,2020.
10) 齊藤卓弥:DSM-5とICD-11における神経発達症.分子精神医学,**19**(4):217-223,2019.

11) 今村　明, 金替伸治, 山本直毅ほか：神経発達症（発達障害）とは. 最新医学, **73**(10)：22-28, 2018.

12) AMED（国立研究開発法人日本医療研究開発機構）の障害者対策総合研究開発事業（身体・知的・感覚器障害分野）, 研究開発課題名『当事者ニーズに基づいた聴覚情報処置障害診断と支援の手引きの開発』研究班：LiD/APD 診断と支援の手引き（2024 第一版）. 2024 年 3 月 17 日発行.

最新のエビデンスとサイエンスに基づく
耳鼻咽喉科の臨床基準書

プラクティス 耳鼻咽喉科の臨床
Clinical Practice of the Ear, Nose and Throat

【総編集】
大森孝一（京都大学大学院医学研究科耳鼻咽喉科・頭頸部外科）

【専門編集委員】
佐藤宏昭（岩手医科大学耳鼻咽喉科学）
武田憲昭（徳島大学大学院医歯薬学研究部耳鼻咽喉科学）
中川尚志（九州大学大学院医学研究院耳鼻咽喉科学）
丹生健一（神戸大学大学院医学研究科耳鼻咽喉科頭頸部外科学）
春名眞一（獨協医科大学耳鼻咽喉・頭頸部外科）
藤枝重治（福井大学学術研究院医学系部門耳鼻咽喉科・頭頸部外科学）

⑥ 耳鼻咽喉科医のための 診療ガイドライン活用マニュアル

専門編集　丹生健一（神戸大学大学院医学研究科耳鼻咽喉科頭頸部外科学）
　　　　　柿木章伸（神戸大学大学院耳鼻咽喉科頭頸部外科学分野 特命教授）

B5判／並製／4色刷／364頁／定価14,300円（本体13,000円＋税）

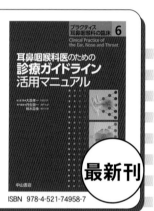

最新刊

耳鼻咽喉科・頭頸部外科診療で用いられる77領域に及ぶ広範な診療ガイドラインをカバーし，最新のガイドラインのポイントを解説．豊富な症例提示で，実臨床に役立つ．専門医を目指す専攻医の要求に応えるとともに第一線の専門医に指針を与える十分なクォリティ．巻末付録として，ガイドライン入手先一覧を掲載．

ISBN 978-4-521-74958-7

シリーズ構成と専門編集

シリーズ全7冊 大好評刊行中！

① 耳鼻咽喉科 日常検査リファレンスブック	中川尚志	定価15,400円（本体14,000円＋税）
② 耳鼻咽喉科 外来処置・外来手術 最新マニュアル	春名眞一	定価14,300円（本体13,000円＋税）
③ 耳鼻咽喉科 薬物治療ベッドサイドガイド	藤枝重治	定価14,300円（本体13,000円＋税）
④ めまい診療ハンドブック 最新の検査・鑑別診断と治療	武田憲昭	定価14,300円（本体13,000円＋税）
⑤ 難聴・耳鳴診療ハンドブック 最新の検査・鑑別診断と治療	佐藤宏昭	定価14,300円（本体13,000円＋税）
⑥ 耳鼻咽喉科医のための 診療ガイドライン活用マニュアル **NEW**	丹生健一 柿木章伸	定価14,300円（本体13,000円＋税）
⑦ 新時代の耳鼻咽喉科診療	大森孝一	本体予価12,000円

B5判／並製／4色刷／各巻300〜400頁
※配本順，タイトルなど諸事情により変更する場合がございます．

セットでお買い求めいただくとお得です！ ＼11,000円off！／

シリーズ全7冊合計 定価100,100円（本体91,000円＋税） → セット価格 定価89,100円（本体81,000円＋税）※送料サービス

中山書店　〒112-0006 東京都文京区小日向4-2-6　TEL 03-3813-1100　FAX 03-3816-1015
https://www.nakayamashoten.jp

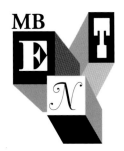

◆特集・聞き取り困難症─検出と対応のポイント─

聞き取り困難症の対応
1）環境調整と聴覚トレーニング

片岡祐子*

Abstract 聞き取り困難症(listening difficulty：LiD)/聴覚情報処理障害(auditory processing disorder：APD)は，聴覚閾値は正常であるが中枢性聴覚情報処理が困難で，すなわち聞こえていても聴き取れないという状態である．特に，騒音下や複数音声下，早口，遠方の音源での聴取において困難を呈する．そのため，学校や社会生活の様々な場面において聴取および理解が難しく，コミュニケーションや学習，業務に支障をきたすことが少なくない．LiD/APDの対応において重要なのは，症状を聴取し，質問紙も含めた検査結果も参考にして苦手な内容を分析し，支援や介入方法を考案することである．介入と支援の方法は，音声入力情報の調整，環境調整，機器を用いた情報強化，トレーニングがある．音声入力情報の調整以外は，聴取の困難さに対するアプローチと，内容を推測しやすくするアプローチがあり，各人の課題を分析したうえで，必要な介入・支援方法を選定することが望ましい．

Key words 聞き取り困難症(listening difficulty)，聴覚情報処理障害(auditory processing disorder)，支援(support)，環境調整(environmental adjustment)，情報保障(information support)

はじめに

聞き取り困難症(listening difficulty：LiD)/聴覚情報処理障害(auditory processing disorder：APD)は，聴覚閾値は正常であるものの中枢性聴覚情報処理が困難であり，騒音下や複数音声下の聞き取り困難を呈する．学校や社会生活の様々な場面において「音は聞こえていても言葉が聞き取りにくい」という症状を訴える．しかしながら，周囲からは集中していない，やる気がないなど誤解を受けやすく，当事者が理解の欠如に苦しむことは少なくない．

本稿ではLiD/APDの対応として，介入選択の手順，介入手法について概説する．なお，LiD/APDの定義は中枢性の聴覚情報処理の困難さを呈し，かつ末梢性聴覚障害や他の脳機能の障害を認めない，もしくは聴取困難の程度に相当するほど高度ではないものとする．

症　状

LiD/APDは中枢性の聴覚情報処理の障害であり，The American Speech Language Hearing Association(ASHA)によるとその病状は，音源の定位，音の識別，パターン認識，時間経過に伴う音の変化の認知，雑音下での聴取，低品質音の聴取が困難である状態と定義されている[1]．日常生活で出現しやすい症状としては，雑音下や複数人，また遠方からの話，早口や電話などを通した音声の聴取の難しさが挙げられることが多く，類似語の弁別が苦手である．音源定位や後方からの声掛けに気づきにくい傾向もある．学校生活の中では，授業の内容が聞き取れないという症状を主とすることもあるが，むしろ周囲の雑音が多いグループ学習や友人との会話中の困難さが強い例も多い．また，理解困難の症状を呈し，長い文章や慣れない用語の聴取，視覚情報のない状況での聴

---

* Kataoka Yuko，〒700-8558　岡山県岡山市北区鹿田町2-5-1　岡山大学病院聴覚支援センター，准教授

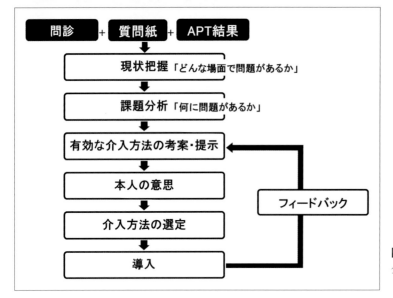

図1. 介入方法選択の手順

取のみでの理解の難しさや，聞きながらメモを取ることの困難さの訴えも多い[2)3)]．これらの症状は軽度難聴者の聴取および理解と同様の傾向であり，正常聴力者にとっては英語など外国語の聴取および理解の状況と極めて類似する．

特に，就労早期は上司に何度も聞き返しにくい，慣れない単語や手順で理解がしにくいという背景も関連し，ストレスを抱える当事者が多い．発達期においては言語発達や学習面での影響を受ける可能性があり，就労期では自信喪失から離職に繋がる場合もあるため，適切な診断および介入は重要である．

介入方法選択の手順

介入方法の選択には，当事者とともに課題を分析し，対策を立案，実施するという個別化した認知行動療法的なアプローチが必要であり，その手順を図1に示す．

① 問診・質問紙：学校や社会での個人の背景と課題を把握する．

② APT（聴覚情報処理検査）で客観的な聴覚処理の状態や特徴を判断する．必要に応じ心理，発達など検査を追加，付随する課題の有無，除外診断を行う．

③ 現状把握：問診や評価の結果をもとに，当事者が「どんな場面でどんな困難さを経験しているか」を具体的に把握する．

④ 課題分析：困難さを明確にし，「何に問題があるか」を分析する．すなわち，注意喚起，語句や文章の聴取，理解の困難，緊張など，具体的な課題を特定する．

⑤ 介入方法の考案・提示：各人それぞれの課題を明確化したうえで，それらに沿った対策を考案し，提示する．これには，後述の機器使用やトレーニングの他に音声入力情報の調整や環境調整も含まれる．

⑥ 本人の意思確認：有効であっても活用するためには当事者の意欲が必要である．補聴器などの機器使用や他人への依頼に後ろ向きな場合もあり，提案した介入方法を実施する意思を確認する．

⑦ 介入方法の選定・導入：介入方法を選定し，導入する．

⑧ フィードバック：導入後は，介入実施の可否や状況の改善の有無に関するフィードバックを行い，継続するか他の対策が必要かを再検討する．

介入および支援手段

LiD/APDの介入と支援の方法は，① 音声入力情報の調整，② 環境調整，③ 機器を用いた情報強化，④ トレーニングに大別され，その中でさらに聴取を改善するアプローチ（ボトムアップ式）と，内容を推測しやすくするアプローチ（トップダウン式）とに分類される（表1）．各人の課題分析から必要な対策・支援を選定しする[4)~7)]．

表 1. LiD/APD の介入手段・方法

手段	目的	方法
音声入力 情報調整	聴取改善	・聴取しやすい話し方 　（滑舌よく，適度な声量で，ゆっくり，一定のテンポで） ・理解しやすい情報伝達 　（文章の区切り，文脈の整理，内容の平易化）
環境調整	聴取改善	・雑音源からの距離確保 ・雑音・反響音抑制，音の遮蔽 ・主音源との方向・距離調正 ・雑音が少ない環境の確保
	視覚情報活用	・代替情報を活用できる環境の整備 ・情報の視覚化（配布資料，画面共有など） ・視覚的キューの併用，表情や口元の可視化
機器使用	聴取改善	・主音声の増幅（補聴器，音場増幅，対話支援機器など） ・雑音の抑制，遮断（補聴器，補聴援助システム，インカム®，ノイズキャンセリング機能付イヤホンなど）
	意味理解改善	・情報の視覚化（音声文字変換，電子メモ，字幕表示・チャット機能） ・音声記録 ・記録情報活用（文字起こし，スロー再生）
トレーニング	聴取改善	・直接トレーニング ・コンピュータートレーニング ・朗読 CD，ラジオなど
	理解・推測力改善	・語彙力強化 ・文章理解・推測力強化 ・「流れ」推測力強化 ・認知行動療法

1．音声入力情報の調整

　話者の話し方の調整により，聴取や注意喚起をしやすい入力，理解しやすい情報へ変換する手法で，話者の理解，協力が必要である．音声入力の調整方法としては，聴取しやすい話し方と，意味理解を促進する情報伝達である．聴取しやすい話し方としては，滑舌よく，適度な声量で，一定のテンポを保つ，キューを与えたり注意喚起をしたりした後に話し始めるといった手法が挙げられる．意味理解を促す伝達は情報を単純化し簡潔で明確な表現にすることである．具体的には文章の区切りを整理し，長過ぎない文章で話す，理解しやすい言葉に言い換える，文脈に沿って適度に接続詞を入れる，急に話題を変えないといった点が挙げられる．

2．環境調整
1）聴取改善

　音情報を強化し，雑騒音や反響音を抑制し，聴取環境を改善する方法で，通常難聴者の環境調整と同様である．教室や職場において，雑音が少な

い部屋や座席の確保，主音源との方向や距離調整，雑音源からの距離確保，吸音材による雑音抑制，ついたてなどの遮音具を使用し反響抑制，オープンスペースを避け雑音の遮蔽をする，といった対策が挙げられる．学校では，座席を教室の前方に配置する，机の脚にテニスボールなどの吸音材を用いるといった手法が多く用いられるが，実際は教室の環境は様々な雑音があるため，それのみでは有用でない場合も多い．

2）視覚情報活用

　聴覚情報のみに頼らず，視覚的手段を併用することで意味理解を向上させる．学校であれば配布資料や板書の使用，会社ではミーティングのハンドアウトなど資料の提供，オンラインミーティングの画面共有，また議事録作成者の隣に座り情報を補うことも有用である．視覚的キューでの補足，表情や口元の可視化なども含まれる．

3．機器使用
1）聴取改善

　主音声の増幅，雑騒音・反響音の抑制，または

主音声を直接入力することにより，提示された情報の明瞭度を向上させる手法である．補聴器，補聴援助システム，聴覚補償機器，音場増幅，対話支援機器，ノイズキャンセリング機能付きイヤホンなどが挙げられる．介入の詳細は，後稿「聞き取り困難症の対応　2）補聴器とその周辺，補聴援助システム」で述べられるため，本稿では概説のみとする．

2）意味理解改善

リアルタイム聴取以外の代替手段を用いて情報を確保する方法である．情報を視覚化する機器としては，音声文字変換装置やアプリ，電子メモ，字幕表示，チャット機能などが挙げられる．リアルタイムで意味理解の向上が期待できる．また，音声・動画記録をICレコーダーなどで行った後，録音・録画した音声を必要に応じてスロー再生や文字起こしを併用し再度聴取するという手法もある．場面に応じて有効な機器は異なるため，状況に則したものを選定することが重要である．リアルタイムでなくても，録音・録画した情報を速度を落として再生することで理解を深めることができる．

ただし，両者とも主音源の音声のスピードの速さや音量の小ささ，雑音環境などで音声文字変換の識別精度や記録音の明瞭度が下がるため，入力情報および環境の調整は必須である．セルフアドボカシーを通じて，周囲への説明と協力依頼を行うことは，機器利用の円滑な進行に寄与する．

4．トレーニング

1）聴取改善

課題を用いて様々な条件を負荷して聴取を行う直接的トレーニングを指す．言葉や音声の認識，聴覚情報の処理や理解に焦点を当てたトレーニングであり，音のパターン認識や聞き取り能力の向上を目標とする．

① **直接トレーニング**：聴覚弁別，音韻弁別，早口，雑音負荷，両耳交互，音源定位などの条件で課題を聞き取ることを訓練する方法で，通常言語聴覚士などが個別に指導を行う．ただし，個別指導のみであると量的には不十分であり，課題を自宅などで自主トレーニングすることが一般的である．

② **コンピュータートレーニング**：パソコンを使用し，早口や雑音下，両耳交互などで聴取を行う教材で，課題負荷下に設問回答する手法．視覚情報を併用した多感覚同時刺激が可能であり，フィードバックを行うことで強化できるといったメリットもある．また，繰り返しが可能であるため，個別指導よりも利用しやすい．教材が限られているため，朗読CDや音楽で聴取の指導を行う場合もある．

③ **朗読CD・ラジオなど**：ラジオやオーディオブック®などを活用して文章聴取，場面・状況の理解を訓練する方法である．再生速度調整を行うことでトレーニング効果の自己評価も可能であり，ヘッドホン，イヤホンを使わず聴取すれば環境雑音下での聴取のトレーニングにもなる．

2）理解・推測力改善

認知，学習，言語といった高次脳機能を強化することで聴取の困難さを代償する手法である．語彙や論理構造などの知識を増強し，推測力を向上する．代償的手段の確立は日常的なコミュニケーションだけでなく，学校や職場といった特定の場において聴取や判断能力の向上に有益である．

① **語彙力強化**：単語ドリルなどの教材を用いた一般用語強化，教科書，専門書での専門用語学習，場面想定による単語，文章登録などがある．特に，就労早期など慣れない環境においてベースラインの知識や情報を強化することは一定の意義があると考えられている．

② **文章理解・高次脳機能強化**：書籍，新聞を使った文章構成力の強化，課題を使用し「はじめに・・次に・・終わりに」などの文の論理構造を創っていくシェーマ誘導による論理的思考・表現のトレーニングも有用とされる．

③ **フィードバック強化**：「流れ」の推測力を向上する目的で，フィードバックによる指導も有用とされる．

表 2. LiD/APD の症状と介入方法（例）

症状	介入方法（例）
遠方での話	・補聴器／デジタルワイヤレスシステム ・インカム® ・視覚情報活用（キュー・ジェスチャーの提示）
雑音下での話	・環境調整 ・ノイズキャンセリング機能付イヤホン・補聴器 ・セルフアドボカシースキル
授業内容	・話し方の配慮 ・環境調整 ・補聴器／デジタルワイヤレスシステム ・視覚情報活用（資料など） ・直接的トレーニング
グループ学習	・話し方の配慮 ・環境調整 ・筆談併用
友人複数との会話	・話し方の配慮 ・セルフアドボカシースキル
ミーティング	・環境調整 ・補聴器／デジタルワイヤレスシステム（テーブルマイク） ・メモ・ボイスレコーダー ・視覚情報活用（資料など） ・専門用語学習
会議	・環境調整（雑音を避けた座席，議事録係の隣） ・補聴器／デジタルワイヤレスシステム（マイク） ・ボイスレコーダー ・推測力向上（専門用語学習・予習）
オンライン会議	・環境調整 ・ヘッドホン・ノイズキャンセリング機能付イヤホン ・メモ・ボイスレコーダー ・チャット機能 ・推測力向上（専門用語学習・予習）
接客・窓口業務	・視覚情報活用（筆談併用，音声文字変換） ・確認・依頼のスキル ・インカム®・対話支援機器 ・推測力向上（専門用語・手順学習，フィードバック）
口頭指示	・補聴器 ・インカム® ・推測力向上（専門用語・手順学習，フィードバック） ・セルフアドボカシー・依頼のスキル
テレビ・映画	・環境調整 ・Bluetooth® ・視覚情報活用（字幕）

介入のエビデンス

　APD に対する介入に関して未だ統一した有効性は示されていない．ボトムアップ式の機器使用に関して，無指向性補聴器では聴取の改善はないが，指向性機能を有する補聴器により改善したという報告もある[8]．学齢期の APD 児の補聴援助システムの使用のランダム化比較試験で，雑音下聴取，注意は改善したとされる[9]が，一方で質問紙では改善したが，聴取，注意は有意差なかったとの報告もあり[10]，APD で補聴援助システムの有用性を検討した 19 論文のレビューでも統一された

学校や職場の皆様へ
理解していただきたいこと

APD（聴覚情報処理障害）は、音は聞こえていても言葉が聞き取りにくいという特徴があります。
ですから、学校や職場で人が話している内容を聞き逃したり、十分理解できていなかったりして、当事者の意識に反して、「集中していない」とか「やる気がない」と誤解されることがよくあります。
聞き取りにくさは、特ににぎやかな場所や慣れない環境で顕著になります。そのため、APD当事者は入学や進級、就職といった節目の時に苦しむことが多い傾向があります。

ただ、APDであっても常に聞き取りが悪いというわけではありません。話し方や環境を少し変えたり、機器を使用したりすることで、聞き取りや理解は大きく改善し、コミュニケーションが取り易くなります。学習や仕事の効率が上がり、ストレスも軽減されます。

周囲の皆様にこのリーフレットの内容を参考にした上で、理解と配慮をしていただければと思います。
APD当事者が学校、職場、社会で、充実して過ごせるようご協力をよろしくお願いします。

■本リーフレットは岡山大学図書館にリポジトリ登録されています。
https://doi.org/10.18926/63051

■PDFはダウンロード・複製使用が可能です。
Copyright: © 2021 by the authors. This is an open access learning material distributed under the terms and conditions of the Creative Commons Attribution (CC BY) license (https://creativecommons.org/licenses/by/4.0/).

編集 岡山大学病院耳鼻咽喉科 片岡祐子

How to Support People with APD

How to Support People with APD

聴覚情報処理障害
Auditory Processing Disorder

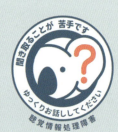
聞き取ることが苦手です
ゆっくりお話ししてください
聴覚情報処理障害

APD（聴覚情報処理障害）とは・・・？

「音は聞こえていても、言葉が聞き取りにくい」のが特徴です。

APDは聴力検査では異常はなく、音そのものは聞こえますが、状況によって音声を言葉として聞き取れないことがある状態です。

こんなことで悩んでいます

- 雑音があると話の内容や指示が聞き取れない
- 早口だと聞き逃す
- グループ学習や会議の話についていけない
- 複数の人が同時に話すと混乱する
- 電話を通した声が聞きづらい
- 長い文章だと頭に残らない
- 慣れない用語が出てくると聞き逃す
- 緊張すると相手の話が理解しにくい
- 口頭での指示を忘れやすい
- 聞きながらメモを取るのが苦手

でも 常に聞き取りにくいというわけではありません。
少しの工夫をしていただくことで、聞き取りや理解は大きく改善するのです。

How to Support People with APD

お願いしたい配慮と支援　☐項目の配慮をお願いします。

①話し方　【重要】
- ☐ ゆっくり、はっきり、適度な大きさの声で
- ☐ できるだけ静かな場所で
- ☐ 近距離で、正面から
- ☐ 長過ぎない文章で
- ☐ 最初に名前を呼んで注意喚起を
- ☐ 通じない時は簡単な言葉で言い換えを
- ☐ 急に話題を変えないで

②環境調整
- ☐ 空調や機械音、電話から離れた位置への座席の配置や業務場所の調整
- ☐ 先生や直属の上司、進行役と近い座席の配置
- ☐ 話合いや会議では1人ずつ話す

③その他の配慮
- ☐ 授業・会議内容の文章化（配布資料、板書、議事録等）
- ☐ 重要案件の文字・文章化（メール、メモ等）
- ☐ オンライン会議の画面共有
- ☐ 電話を受ける業務の免除
- ☐ 補聴援助システム※、インカムのマイク使用の協力

※マイクの音声を補聴器に直接送る機器

【重要】「外国語のリスニングで聞き取りやすいような話し方・環境」だと考えてください。

使わせてもらいたい機器や道具　☐項目の使用のご協力をお願いします。

音声を大きくする/直接送る
- ☐ 補聴器
- ☐ 補聴援助システム
- ☐ インカム

雑音を抑制する
- ☐ ノイズキャンセリング機能付きイヤホン
- ☐ 耳栓

文字を表示する/音声を記録する
- ☐ 音声文字変換
- ☐ ボイスレコーダー
- ☐ 電子メモ
- ☐ オンライン会議等の字幕表示、チャット

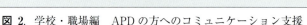

図2. 学校・職場編　APDの方へのコミュニケーション支援

エビデンスは得られていない[11].

トレーニングに関してもその有用性は明らかではない．ただし，リスニングのトレーニングをすることで，注意力や集中力は改善効果が期待できるとの報告はあり，雑音下聴取，音韻記憶，注意力，集中力が改善したという報告もある[12)13)]．一方で，コンピュータートレーニングに関して，持続的な注意の改善に影響する可能性はあるものの，聴取改善のエビデンスは得られていないことも指摘されている[14]．トレーニングの効果の指標として，調査票，アンケート形式など主観的スコアを用いている研究も多く，信頼性の高いエビデンスは得られていない．

ただし，専門用語や手順の学習，会議や講義の予習により，ベースの知識が拡充されることは意味理解において一定の意義があり，広義のトレーニング自体は否定すべきではないと考える．

介入手段の選択

LiD/APD の介入としては補聴器や補聴援助システムを提示しがちであるが，短絡的な選択はナンセンスであり，「どういう場面の聴取を改善したいか」をまず明らかにして手段を選択するのは非常に重要である．外国語の聴取に類似することを前述したが，複数人での会話，オンライン会議，映画鑑賞それぞれの場合に異なる手段が必要であることを想定すると，場面に合わせた介入方法を選択することの必要性は理解しやすいであろう．

当事者に対して ① 問診と検査結果から客観的に自分の特性の認識を促す，② 自分で取り組む対応方法・適応手段を考案する，③ 社会で理解・支援できる手段を提示する，④ 得意分野を活かすことを念頭に指導する．表 2 に症状と介入手段の例を示す．

当事者の学習および学校や職場での理解と支援を進められるよう，リーフレット「学校・職場編 APD の方へのコミュニケーション支援」の使用も勧めている（図 2）．岡山大学附属図書館にリポジトリ登録しており，ダウンロード，複製使用可能

である（https://ousar.lib.okayama-u.ac.jp/files/public/6/63051/20220114154957155931/APD_Support.pdf）．参照していただきたい．

指導，支援の方向性としては「疾患として受容する」というより「特性として認識する」ことを重視し，社会性を獲得できるよう心掛けることが重要である．

まとめ

LiD/APD の介入の手順と手段について概説した．当事者にとって「何が必要か」を明らかにしたうえで，適切な介入を行うことが重要である．選択肢は複数あるが，当事者の意向も踏まえて導入し，効果をフィードバックしつつ他の方法を再検討することが望まれる．

文　献

1) Rockville MD：Working Group on Auditory Processing Disorders American Speech-Language-Hearing Association(n. d.). Position statement：(Central)Auditory Processing Disorders-The Role of the Audiologist, 2004.
Summary APD の症状と概要，診断における注意点に関して概説している．
2) 小渕千絵：聴覚情報処理障害．JOHNS, 36：73-75, 2020.
3) 八田徳高，福島邦博：きこえの困り感が生じている成人症例における聴覚情報処理の特徴．耳鼻と臨, 66：1-9, 2020.
4) 福島邦博，川崎聡大：聴覚情報処理障害（APD）について．音声言語医学, 49：1-6, 2008.
5) 加我君孝（監），小渕千絵，原島恒夫，田中慶太（編著）：聴覚情報処理検査（APT）マニュアル．学苑社, 2021.
6) 小渕千絵，原島恒夫（編著）：きこえているのにわからない　APD（聴覚情報処理障害）の理解と支援．学苑社, 2016.
7) 片岡祐子：APD/LiD の診断と支援．Audiol Jpn, 66：230-236, 2023.
Summary APT 結果と主訴との乖離について報告．適切な介入方法の選択の基準について言及している．

8) Kuk F, Jackson A, Keenan D, et al：Personal amplification for school-age children with auditory processing disorders. J Am Acad Audiol, **19**：465-480, 2008.

9) Smart JL, Purdy SC, Kelly AS：Impact of Personal Frequency Modulation Systems on Behavioral and Cortical Auditory Evoked Potential Measures of Auditory Processing and Classroom Listening in School-Aged Children with Auditory Processing Disorder. J Am Acad Audiol, **29**：568-586, 2018.

10) Stavrinos G, Iliadou VV, Pavlou M, et al：emote Microphone Hearing Aid Use Improves Classroom Listening, Without Adverse Effects on Spatial Listening and Attention Skills, in Children With Auditory Processing Disorder：A Randomised Controlled Trial. Front Neurosci. doi：10.3389/fnins.2020.00904. eCollection 2020.

11) Lemos IC, Jacob RT, Gejão MG, et al：Frequency modulation（FM）system in auditory processing disorder：an evidence-based practice? Pro Fono, **21**：243-248, 2009.
　Summary　APD で補聴援助システムの有用性を検討した19論文のレビュー. 介入において統一されたエビデンスは得られていない.

12) Loo JH, Rosen S, Bamiou DE：Auditory Training Effects on the Listening Skills of Children With Auditory Processing Disorder. Ear Hear, **37**：38-47, 2016.

13) Kumar P, Singh NK, Hussain RO：Efficacy of Computer-Based Noise Desensitization Training in Children With Speech-in-Noise Deficits. Am J Audiol, **30**：325-340, 2021.

14) Moore DR：The diagnosis and management of auditory processing disorder. Lang Speech Hear Serv Sch, **42**：303-308, 2011.

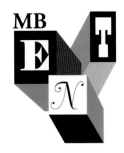

◆特集・聞き取り困難症─検出と対応のポイント─

聞き取り困難症の対応
2）補聴器とその周辺，補聴援助システム

岡本康秀*

Abstract 聞き取り困難症(LiD)は，正常聴力にもかかわらず雑音下での言葉の聞き取りが困難な訴えが多い．そのため，雑音をいかに取り除くことができるかを補聴器などや補聴援助システムを使った方法をこの稿では考える．

補聴のデバイスには「補聴器」「ヒアラブルデバイス」「集音器」などがある．現在スマートフォンと連動し，Bluetooth® 技術の進歩により機能が充実してきている．難聴者と違い正常聴力であるLiDにとって必ずしも使い勝手がよいわけではないが，それら技術の恩恵を受けられるようになってきている．一方で，補聴援助システムは磁気ループ，デジタルワイヤレス補聴援助システム(Roger)などが難聴者のために確立されていて，難聴者にとっての環境整備がLiDにも使える可能性がある．これらのデバイスやシステムをどのように組み合わせていくのかは専門的な知識が必要で，医療者のアップデートや情報発信していくことが大切である．LiDへ理解しやすい情報提供が求められる．

Key words 聞き取り困難症(LiD)，聴覚情報処理障害(APD)，補聴器(hearing aid)，ヒアラブルデバイス(hearable device)，集音器，デジタルワイヤレス補聴援助システム(Roger)

はじめに

聞き取り困難症(LiD)/聴覚情報処理障害(APD)は，正常聴力にもかかわらず雑音下での言葉の聞き取りが困難な訴えをする．実際，学校では特にグループでの話し合いや，部活動などの雑音が多い場面で聞き取れない訴えが多い．また，職場では電話の聞き取りが難しいことでのトラブルや講演会，劇場での台詞の聞き取りが難しく十分に楽しめないこともよく訴える．そのため，雑音が気になってしまい聞きたい言葉に集中することが難しいといったことから，少しでも雑音を取り除き話に集中したいなどの希望が強い．このような雑音がある環境において，環境調整が整わない場合に何かしらの補聴器や補聴システムが使えないかという相談が多い．

この稿ではLiDにおける補聴器などの適応について概説するが，まず最近の補聴器および関連製品と，デジタルワイヤレス補聴援助システムがどのように進歩してきているのかの全容を解説し，それらがどのようにどのような場面で使われることが望ましいのか，また学童期の適応と社会人の適応について述べたい．いずれにしても目標は，雑音をいかに軽減して少しでも聞き取りを改善できるかが焦点になり，どのように補聴システムを工夫していくのかを考えていくことになる．このような点では難聴者でも同様である．

補聴器の種類（表1）

補聴器といっても，現在は「補聴器」「補助型ヒアラブルデバイスおよびOTC補聴器」「集音器」などの種類がある．補聴器や集音器はなじみのある名称であるが，最近ではOTC補聴器やヒアラブルデバイスなどといった名称が使われる製品が

---

* Okamoto Yasuhide，〒 108-0073 東京都港区三田1-4-17　東京都済生会中央病院耳鼻咽喉科，部長

表 1. 補聴器とヒアラブルデバイスにおけるワイヤレス補聴援助システム

補聴器メーカー	補聴器ブランド	ヒアラブルデバイス	デジタルワイヤレス補聴援助システム	ワイヤレスマイク
Sonova	Phonak	Sennheiser	Roger	PartnerMic
WS Audiology	Widex			SOUND ASSIST
	Signia			StreamLine Mic
William Demant	Oticon			EduMic
	Bernafon			
	Philips			
GN Resound	Resound	Jabra		Multi Mic
	Beltone			Direct Line
Starkry	NuEar			
Rion	Rionet			

補聴器メーカー以外	ヒアラブルデバイス
BOSE	SoundControl
NUHEARA	IQbuds
SONY, WS Audiology	CRE

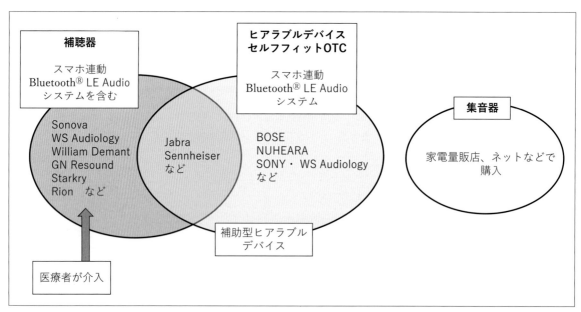

図 1. 補聴器およびヒアラブルデバイスおよび OTC 補聴器，集音器の分類と主なメーカー

登場してきている．ここで少しその特徴を整理してみる（図 1）．

補聴器についてのカテゴリーはおなじみでありあまり追加の説明は必要ないであろう．しかし，最近は通信機能が備わりスマホ連動型が中心になりつつある．その中で，よりイヤホンに近いヒアラブルデバイスや OTC 補聴器などの製品が使えるようになってきている．ここでいう OTC とは over-the-counter の略で，医師の処方箋なしで店頭やオンラインで購入できる補聴器を指す．ヒアラブルデバイスといった呼び方もされていてややわかりにくいが，補聴器などとスマートフォンを Bluetooth® で連動させて使用するものをヒアラブルデバイスもしくは補助型ヒアラブルデバイスと呼ぶ．このようなスマートフォンと連動させて使用できるようになったのは，Bluetooth® LE Audio（Low Complexity Communications：LC3，低複雑性コミュニケーションコーデック）をはじめとするワイヤレス技術の進歩によるもので，今後中心となる聴覚支援システムとなる．しかし，こ

こでは呼び名がわかりにくいので，ヒアラブルデバイスとOTC補聴器は同じものとして説明をする．

補足すると，OTC補聴器は2022年10月にアメリカでFDAの承認を受け，安全性と有効性が確認されている医療機器として販売されている．正確には「セルフフィットOTC」のカテゴリーで，OTCとはいっても補聴器と同等の性能を有する．つまり，医師や言語聴覚士，認定補聴器技能者などの専門知識をもつ専門家の調整といった介入なしに補聴器を装用することを目的としている．聴覚知識をもつ専門家が介入しない代わりにスマートフォンとのBluetooth® 通信による自己調整（セルフフィット）を行うことができる．現時点でまだ日本国内ではこの概念は浸透していない．しかし，最近ではヒアラブルデバイスとして，既存の補聴器メーカーからの製品（Jabra, Sennheiser など）や大手家電メーカー（BOSE（アメリカ），NUHEARA（オーストラリア），SONY＋WS Audiology（アメリカ）など）から続々と出てきており，通販で購入可能でいずれ日本国内でもセルフフィットが広がっていくことが予想される．一方，国内では以前よりOMRONやSHARPなどの補聴器は家電量販店や通販サイトでの購入が可能で，セルフフィットOTCのカテゴリーに属していると考えられがちであるが，残念ながらBluetooth® を介したヒアラブルデバイスとしてのフィッティング機能はなく，補聴器を家電量販店や通販サイトで購入できるといった単なる家電の範疇である．

一方で，集音器は規制のない補聴器型のもので，電化製品の範疇である．そのため，品質にはかなりの差があると考えるべきである．特に，海外の製品は極めて価格が抑えられていて安価だが，フォローや製品の安定性，安全性の問題など不透明なところが多いことが問題とされる．

まとめてみると，これらの最近の流れをみたうえで，いわゆる通常の補聴器は安全性など医療機器としての厳密な精度をクリアし，なおかつ聴覚についての専門知識をもつ者がフィッティング，聴覚ケアを行いながら使うことが前提になっている．かなり手間暇，金額がかかるがその分，安全に使うことができる．反対に集音器は極めて価格が安い分，製品精度と専門的なアドバイスやメンテナンスがないことが問題である．一方で，集音器よりややコストはかかるがヒアラブルデバイスは製品の精度や安全性は担保されているにもかかわらず，専門的なケアがない分補聴器よりも安価に使うことができる．セルフフィットを望まれる方には非常にありがたい．

LiDの場合，正常聴力であることから補聴器，ヒアラブルデバイス，集音器を単独で使用するのはなかなか難しい．そのため，以下に述べる補聴援助システムとどのように組み合わせて使っていくのか検討する必要がある．金銭的に公的な補助がないため自費となりかなりの負担が強いられるが，LiDそれぞれの聞き取りにくさがどのデバイスで，どのようなシステムで使うとどの程度聞き取りにくさを軽減できるのか試聴できるとよい．

集団補聴システム

集団補聴システムは，難聴児などが通う学童期の学校教育の現場や，一般公共施設，講演会場などで設置されている．補聴援助システムの目的は，話者（音源）から補聴器までの距離が遠く十分に補聴器では音声を増幅できない場面で，音声を直接補聴器に伝え，周囲の雑音を下げることで聞き取りをよくするために導入される非常に有効な補聴システムである．しかし実際，システムの設置は十分ではなく，厚生労働省が2020年に発表した「集団補聴システムの普及実態に関する調査研究」報告書[1]では公共施設で約30％程度でしか導入が進んでいない．特に，文化施設では約15％と導入率が低く，難聴者にとってやはり充実しているとは言いがたい．これはLiDにとっても同様で，雑音下の聞き取りが悪いことから雑音を低減できるこのような援助システムを求めていることが想定されるため充実が望まれることでは同様である．

さて，ここでいう補聴のための支援システムには，通信技術によりいくつかの方法がある．

磁気ループ補聴システム，FM補聴システムおよび赤外線補聴システム，デジタルワイヤレス補聴援助システムなどがある．

1．磁気ループ補聴システム

公共施設(ホール，スタジアム，福祉施設，老人ホーム，図書館，各種会議室，研修室，役所の窓口など)にシステムを設置．現在このタイプの設置施設がもっとも多い．このシステムを使うためにはテレコイル(Tコイル)が組み込まれた補聴器で使用が可能となる．現時点で耳かけ型や一部耳穴型の補聴器にはほぼ搭載されている．今後Bluetooth®が主流となっても並行してこの技術は使われていく可能性が高い．電話でいえばApple社のiPhoneでは設定でTコイルを選択し使えるようになるため，Bluetooth®機能のない機種でもiPhoneであれば電話が聞き取りやすくなる．iPhoneは積極的に難聴者のことを考えているように感じる．このような所でもTコイルは使われている．

2．FM補聴システムおよび赤外線補聴システム

169 MHz規格に適合している機器で使用可能となる．設備費用が低コストであることが導入に有利であったが，音質不良，複数台を同時に使用した際の混線などが問題となっていた．結果，その後デジタルワイヤレス補聴援助システムが出てからは需要が減り，現在では製品自体が販売されていない．

3．デジタルワイヤレス補聴援助システム

2.4 GHzデジタルワイヤレス技術での送受信によるシステムを指し，Phonakによる"Roger"システムが使われている．このシステムでは，音声遅延がなく，他の機器(Wi-Fi，Bluetooth®など)との干渉がなく，世界共通の規格で使用することができることが特徴で，今後の主たる援助システムになると考えられる．現時点はその移行期で，聴覚特別支援学校では約85%程度の普及率だが，いまだ公共施設では約15%と十分に普及はしていない[1]．この理由は恐らく公共施設では建設時に磁気ループを設置していることからあえてシステムの変更を行っていないことが考えられるが，今後は磁気ループ補聴システムに加えて，デジタルワイヤレス補聴援助システムが使われていくのか，後述するBluetooth® LE Audioによる「Aura-cast™ broadcast audio」[2]による集団補聴システムが確立していくのか，技術の進歩で大きく変わると思われる．

補聴援助システムの具体例(図2)

簡単に上記の補聴援助システムをA～Hにパターンを分けて紹介する．これらの目的は先にも述べたようにいかに雑音を低減するかである．どのような環境で聞き取りをよくするのかの具体的な例で考えてみたい．

A．通常の補聴器を使用するが，特にノイズを下げるために，指向性のあるモデル，環境適応機能のあるモデルが推奨される．特に話者との間が2 m程度以内の距離であれば指向性は効果的である．

B．想定は学校でのグループミーティングや会議などである．送信機(テーブルマイク)を卓上において中継してもらい，送信機と補聴器の間は2.4 GHzデジタル通信(Roger)を使う．送信機との距離は15～25 m程度の距離が可能である．

C．送信機(マイク)を学校の先生や演者につけてもらうことにより，通常の教室のサイズであればどこの座席に座っていてもダイレクトに先生の声を聞くことができる．C-1は特に難聴者における聴覚特別支援学校での設置が進んできている[1]が，公共施設ではTコイルを用いるC-2，3を組み合わせることもできる．

D．Cと同様に送信機(マイク)を学校の先生や講師につけてもらうが，途中に線音源スピーカーを入れることにより，通常の点音源スピーカーに比較して距離による音の減衰が小さいため明瞭な音声を後方まで届けることができる．およそ10～20 mの範囲でほぼ音が減衰せずに届く．つまり教室での使用や，講堂・体育館などでの使用が想定されている．聴覚特別支援学校で導入されている

ケースもあるが実際にはまだ導入施設は限定的である．その理由は，2.4 GHz デジタル通信が使える補聴器であればスピーカーはあえていらないからである．

E．受信する電話がスマートフォンだと，補聴器およびノイズキャンセル付きイヤホンを使って聞き取るとかなり聞き取りやすいが，固定電話で受ける電話はやはりなかなか聞き取りにくい．現状電話はスマートフォンに置き換わってきているものの職場では固定電話が主である．LiD の場合，可能であればできるだけ E-1 のように電話を受けるときは固定電話ではなくスマートフォンで受けたいが，現実的に難しい場合，E-2 のように電話をスマートフォンに転送してくれるサービスも存在するので検討してもよいかもしれない．いずれにしても電話は E-1 のようにノイズキャンセル付きイヤホンやスマートフォン連動の補聴器でするのがお勧めである．

F．スマートフォンには本体をマイク代わりに使える機能が搭載されている．B のテーブルマイクと補聴器の組み合わせの代わりに，スマートフォンとノイズキャンセル付きイヤホンの組み合わせで使用する．この場合，イヤホンをヒアラブルデバイスで使用することもできる．B と同様に特にレストランなどの周囲に雑音があるときに簡便に利用する際によい選択肢になる．

G．雑音を低減するわけではないが，音声情報を視覚情報に置き換えることは高度・重度難聴者では使われてきている方法である．スマートフォンを介す場合も含めて，音声文字変換技術の進歩でかなりの精度で文字情報に置き換えることができるようになっている．特に，AI 技術のおかげで文字おこしの精度は上がっている．さらに，文字情報はそのまま文章として残せる機能もあるため，後で読み返して確認をするのにも非常に便利である．ただ，無料ソフトでは機能に制限がある．Web で検索するとかなりの種類のソフトが出てくるので，パソコン用，タブレット用，スマートフォン用など用途に合わせて組み合わせるのがよ

い．しかし，視覚情報処理の問題がある LiD の場合は逆に使いにくい．

H．Bluetooth® LE Audio による Auracast™ broadcast audio[2]が 2024 年から提供が始まる．このシステムは一つの送信デバイス（マイク，テレビなど）から多数の受信デバイスに音声を送信することができる新機能である．このシステムでは受信側は補聴器でもイヤホンでも，スマートフォンに連動する Bluetooth® 接続できるものであればどれでも受信ができることになる．難聴者は当然であるが，LiD の方がノイズキャンセル付きイヤホンをつけて必要な音だけを選択して聞くことが可能で，非常に期待される．逆に，これが普及すると C，D，F，G などの方法はすべてこれに置き換わるくらいの技術であり，補聴器機能も一変する可能性があり今後に期待したい．

このように補聴器や集音器，ヒアラブルデバイス，ノイズキャンセル付きイヤホンなどの選択から，さらには集団補聴システムなどをどのように使っていくのかなど，ノイズをコントロールして聞き取りをよくするには，やはりある程度の専門的な知識が必要になる．当然医療者側の知識のアップデートも必要であるし，日進月歩の製品知識をもつ認定補聴器技能者からの情報の発信など，聞き取りが悪い方々へわかりやすく届ける努力が必要である．

聞き取り困難に対する適応

難聴者にとって補聴器の選択，補聴援助システムは必要不可欠である．特に，学童期では学校教育上力を注がなければならない．しかし LiD の場合，聴力検査では正常になるために難聴者のような明確な支援が受けられない．

LiD の訴えは，

・雑音下で言葉が聞き取りにくい
・音は聞こえているが言葉として聞き取れない
・数人と話すとそれぞれの人の声が混じってしまって聞き取れない
・電話などスピーカーからの音声が聞き取れない

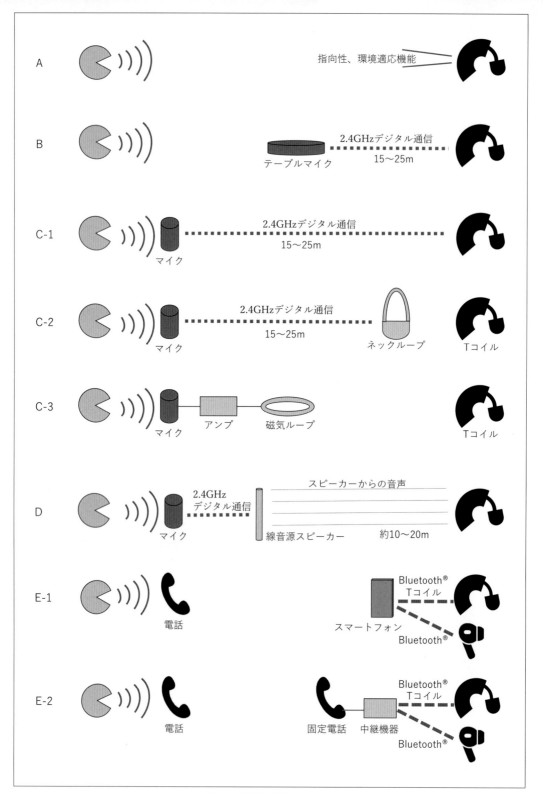

図 2. 補聴援助システム

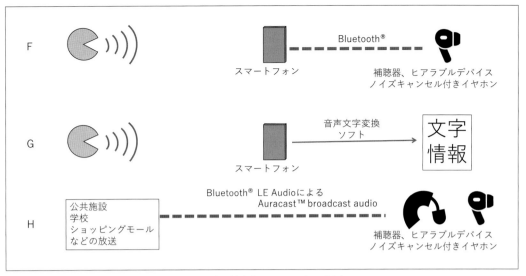

図 2. 補聴援助システム（つづき）

・雑音があるとそちらに注意が向いてしまって肝心の話が聞き取れない
・話している内容が理解できない
・話している最中に違うことを考えてしまう

など様々で，その背景要因として発達の問題や，心療科的疾患の合併，聴覚的注意の問題や聴覚的記憶の問題なども複雑に絡んでいる場合も多い．これらの多様な訴えを機器で簡単に解決することはできないが，有効に活用することで少しでも聞き取りの改善につながる工夫はできる可能性がある．

LiD の訴えで共通していることは雑音下での聞き取りの悪さであり，いかに雑音を低減させるのかという点では難聴者に対してのアプローチと近いところがある．しかし，正常聴力である LiD に対して難聴者と同様の補聴器使用では不要な音が逆に増えることから常用はかなり難しい．そのため，常時装用といった通常の補聴器の対応とは異なり，図2のような補聴援助システムなどの工夫をそれぞれの場面で適宜選択しながらピンポイントで使っていくといった使用法がよいと考える．しかし，デジタルワイヤレス補聴援助システムはまだ安価ではないことが問題点の一つで，導入にはそれなりの負担がある．

生活場面による使い分け

ここでは代表的な場面での補聴デバイスや援助システムを考えてみる．

1．学校などの授業

授業を聞く際は当然ながら前のほうの席に座るよう配慮（環境調整）が必要であるが，授業中だけ図2-A のような指向性のある補聴器を使うのは検討してもよい．しかし，大教室では指向性だけでは聞き取りは難しいため，先生の協力を得て C のようにマイクを先生に持ってもらうことを検討したい．先生の中には協力が得られない場合があるので十分な相談が必要である．

2．やや騒がしいところでの1対1の会話

このような状況は比較的選択肢がある．A〜C などはもちろん使えるが，安価に済ませるなら F がよいかもしれない．わざわざテーブルマイクと補聴器のセットを購入する必要がなく，ノイズキャンセル付きイヤホンだけあればよいからである．少し音をよくするのであればヒアラブルデバイスを選択すると他のシーンでも使えるため応用の幅が広がる．

3．4〜5人程度のグループミーティング

学校でも会社でも同様であるが，数人での討論会やミーティングなどではそれを想定している B がよい．360° どの方向からでも集音が可能であるが，同時に話をされるとやはり聞き取りにくい．最近では G のように，文字おこしソフトと連動させることでそれぞれの発言をパソコンやタブレット端末で見ることができるため，LiD にとってはありがたい機能である．ただ日常的にはなかなか

使いにくく，重要な会議や会話の時に使うことが想定される．

4．大講堂などでの講演会

LiD にとっては非常に困難な環境であり，スピーカーからの音声は聞き取りが極めて悪い．この環境での聞き取りは難聴者と同様で困難である．演者にマイクを持ってもらうことでしかおそらく対応できずCを活用することになる．2.4 GHz デジタルワイヤレス技術や磁気ループ補聴システムは施設によって限定的であり，施設利用の前に設置状況を聞いておく必要がある．しかし，今後はHのシステムが導入されれば圧倒的に利便性が上がるため今後に期待したい．

5．スーパーマーケットやショッピングモールなど

大きな空間でスピーカーからの放送は極めて聞き取りが困難である．この環境では有効な手段が考えにくい．難聴者でも同様であるが，今後このような環境下でどのように援助できるのか問題点として残っていたが，ここにきてHのようにAuracast™ broadcast audio システムが普及するとノイズキャンセル付きイヤホンをつけてさえいれば館内放送もダイレクトに耳に届くようになる．ようやく解決策が出てきたように思われる．

このように想定される場面での使用を簡単に述べたが，実際 LiD を感じている聞き取りにくさはノイズの問題だけではないことが多い．特に，注意や短期記憶の問題がある場合，つまり「雑音があるとそちらに注意が向いてしまって肝心の話が聞き取れない」「話している内容が理解できない」「話している最中に違うことを考えてしまう」といった聞き取りにくさを自覚している方にはこの補聴援助システムは一助になるものの限定的である．一方で，聴覚過敏の感覚をもっている場合はこれらのシステムはやはり過敏症状が強くなって困難である．過敏が強い場合はGのシステムが有効であるが，Fでノイズキャンセルをした状態で音声を入れることで聞き取りが改善するケースもある．聴覚情報の問題に合わせて視覚情報処理の

問題をもつ場合はGの文字情報も使いにくいので，徹底した環境調整のうえ，ゆっくり話をすることが必要となる．

今後の問題点として，現在聴覚が正常にもかかわらず聞き取りの悪い方々が加齢による老人性難聴になってきたときにどのような聞き取りになっているのか，実際のところはわからない．老人性難聴で補聴器を導入してもやはり聞き取りにはノイズと戦わなければならないことを考えると，単純に補聴器をすればよいという話にはならないだろう．つまり，いかに音声をノイズから抽出し分離できるかが重要な技術であり，今後補聴技術のブレイクスルーとなるであろう．技術の進歩に期待したい．

まとめ

この稿では LiD に対する補聴器，補聴援助システムとその活用について概説した．LiD 自体なかなか実感のない者にはわかりにくい訴えであるが，できるだけその特徴的な聞き取りに対して理解をして寄り添えることが医療者だけではなくLiD を支える人に求められる．個人個人様々な個性をもって生きていることを十分理解して対応する必要があり，特に 2016 年に施行された障害者の雇用の促進などに関する法律における「合理的配慮の提供義務」，つまり日常生活や社会生活に制限を受けている人が，何かしらの配慮を求める意志の表明があった場合は，社会的バリアを取り除くための配慮を行うことは義務であると示されている．LiD を感じている方々は，かなりの聞き取りに対して努力をしてきていることを考えると，周囲の我々もそれに対応できることは個人としても社会としても対応していく必要があると考えている．

参考文献

1) 厚生労働省 令和元年度障害者総合福祉推進事業「集団補聴システムの普及実態に関する調査研究」報告書 2020.
2) AURACAST. https://www.bluetooth.com/ja-jp/auracast/

よくわかる 耳管開放症
―診断から耳管ピン手術まで―

著者 小林俊光　池田怜吉 ほか

2022年5月発行　B5判　284頁　定価 8,250円（本体価格 7,500円＋税）

耳管開放症とは何か…病態や症状、検査、診断に留まらず、耳管の構造、動物差まで、現在までに行われている本症の研究の全てと世界初の耳管開放症治療機器「耳管ピン」の手術やその他治療法についても紹介し、耳管開放症を網羅した本書。研究の歴史や機器開発の過程なども余すところなく掲載し、物語としても楽しめる内容です。目の前の患者が耳管開放症なのか、そして治療が必要な症状なのか、診療所での鑑別のためにぜひお役立てください。

目次

Ⅰ. 耳管閉鎖障害とは？
1) 耳管閉鎖障害の分類
2) 耳管閉鎖障害における自声強聴の苦痛

Ⅱ. 耳管の動物差
1) 耳管開放の観点から；in vivo での計測結果を含めて

Ⅲ. 耳管閉鎖障害の疫学
1) 一般人口における耳管開放症の頻度
2) 東北大学における耳管開放症の外来統計
3) 開業医における耳管閉鎖障害の頻度
4) 「耳管開放症・耳管閉鎖不全の診療の実態ならびに耳鼻科医の意識」に関する全国アンケート調査

Ⅳ. 耳管開放症の診断法
1) はじめに
2) 問　診
3) 鼓膜所見
4) オトスコープによる患者発声の外耳道からの聴取
5) 耳管機能検査装置を用いた検査
6) 内視鏡的診断法
7) 新しい音響学的診断法の考案と臨床応用
8) 耳管の新しい画像診断法

Ⅴ. 耳管開放症の症状に関する研究
1) はじめに
2) 自声強聴に関する研究
3) 耳管開放症の症状としての鼻声についての研究

Ⅵ. 耳管開放症の原因
1) はじめに
2) 体重減少に伴う耳管開放症
3) 妊娠と耳管開放症
4) 成長ホルモン欠乏と耳管開放症
5) 低血圧と耳管開放症
6) 透析・脱水と関連した耳管開放症
7) シェーグレン症候群と耳管開放症
8) 上顎前方延長術に伴う耳管開放症
9) 顔面外傷に伴う耳管開放症
10) 三叉神経障害による耳管開放症
11) 上咽頭がんに対する放射線療法後の耳管開放症
12) 急性中耳炎後に一過性に発症した耳管開放症

Ⅶ. 体位変化と耳管開放症
1) はじめに
2) 体位変化に伴う耳管機能変化-ヒトにおける計測-
3) 体位変化に伴う耳管機能の変化 -動物実験-
4) 体位変化および頸部圧迫時の耳管の変化（内視鏡所見）
5) 体位変化の耳管および周囲構造への影響（画像解析）

Ⅷ. 鼻すすり型耳管開放症
1) はじめに
2) "鼻すすりロック"による耳管開放症状の軽減
3) 鼻すすり型耳管開放症が引き起こす中耳病変
4) 鼻すすり型耳管開放症の取り扱い
5) 鼻すすり型耳管開放症と真珠腫
6) 鼻すすりロック時の耳管咽頭口所見
7) 耳管の鼻すすりロック現象
　-CT, MRI による観察-
8) 鼻すすりによる耳管の変形
　-有限要素モデルを用いた解析-

Ⅸ. 耳管開放症の隠蔽（masked patulous Eustachian tube）
1) はじめに
2) 鼓膜形成術後に顕在化した耳管開放症
3) 耳硬化症に合併した隠蔽性耳管開放症
4) 真珠腫における隠蔽性耳管開放症

Ⅹ. 耳管開放症診断基準
1) 耳管開放症診断基準案 2016
2) 耳管開放症診断基準に則った診断の実際
3) 耳管開放確実例における自覚症状と検査陽性率

Ⅺ. 耳管閉鎖障害の治療
1) 総説-本邦および世界における耳管閉鎖障害治療の現況
2) 我々の治療方針
（生活指導／生理食塩水点鼻療法／ルゴールジェル注入療法／鼓膜への操作による治療／耳管ピンによる治療）

文献
付録（問診表・PHI-10）
索引

 全日本病院出版会　〒113-0033 東京都文京区本郷 3-16-4　Tel：03-5689-5989
www.zenniti.com　Fax：03-5689-8030

見逃さない！子どものみみ・はな・のど外来診療

好 評
2023年5月増刊号
エントーニ No.283

【編集企画】 守本倫子（国立成育医療研究センター診療部長）
198頁　定価 6,050円（本体 5,500円＋税）

◀詳しくはこちらをご覧下さい。

小児の外来診療でよく診る症状を取り上げ、予想外の疾患が隠れていないかを見逃さないためにも診察・検査・治療のタイミングなど第一線でご活躍のエキスパートにより伝授。

CONTENTS

- 軽中等度難聴
- 聴力は正常なのにことばが遅い
- 中耳炎を繰り返す
- 耳介周囲が腫れている
- めまい
- 遷延する滲出性中耳炎
- 一側性難聴
- 鼻出血を繰り返す
- 粘稠な鼻汁が止まらない
- 鼻呼吸ができなくて苦しそう
- 片方の鼻から黄色〜緑色の鼻汁がみられる
- いびき、睡眠時無呼吸
- 口腔内の潰瘍、口内炎
- 急に飲み込めなくなった
- 発音がたどたどしい
- 吃音
- 先天性・後天性喘鳴
- 哺乳が苦しそう
- 声がかすれている
- クループ症候群
- 気道から出血が
- 頸部の瘻孔
- 耳下部腫脹
- 顎下部腫脹
- 首をさわると痛がる
- 鎮静検査

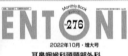

2022年10月増大号
エントーニ No.276

耳鼻咽喉科頭頸部外科
見逃してはいけないこの疾患

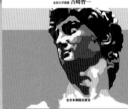

【編集企画】 吉崎智一（金沢大学教授）
192頁　定価 5,280円（本体 4,800円＋税）

見逃してはならないポイント、見逃さないための必要な知識・適切な判断など、経験豊富な執筆陣により症例を提示しながら解説。実際の外来で患者を目の前にした耳鼻咽喉科医が的確な診療を行うための必携の特集号。

CONTENTS

Ⅰ．耳領域
- 外耳道癌
- OMAAV
- 聴神経腫瘍
- Auditory Neuropathy
- 好酸球性中耳炎の診断、感音難聴の進行と治療
- 持続性知覚性姿勢誘発めまい（PPPD）
- 先天性サイトメガロウイルス感染症
- ランゲルハンス細胞組織球症

Ⅱ．鼻領域
- 鼻腔腫瘍
- 鼻性 NK/T 細胞リンパ腫
- 副鼻腔嚢胞
- 上顎洞血瘤腫
- ウイルス性嗅覚障害
- REAH（呼吸上皮腺腫様過誤腫）
- 浸潤性副鼻腔真菌症

Ⅲ．口腔・咽頭・喉頭領域
- 上咽頭癌

- 中咽頭癌
- 発声障害
- 声帯運動障害
- 川崎病
- 声門下狭窄

Ⅳ．顔面・頸部領域
- 嚢胞性リンパ節転移
- 唾液腺腫脹
- 急性甲状腺炎

Ⅴ．その他
- 多発性脳神経障害を伴う Hunt 症候群

全日本病院出版会　〒113-0033　東京都文京区本郷 3-16-4　Tel：03-5689-5989
www.zenniti.com　　Fax：03-5689-8030

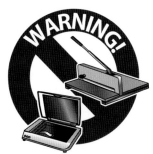

FAX による注文・住所変更届け

改定：2024 年 1 月

　毎度ご購読いただきましてありがとうございます．

　読者の皆様方に弊社の本をより確実にお届けさせていただくために，FAX でのご注文・住所変更届けを受けつけております．この機会に是非ご利用ください．

◎ご利用方法

　FAX 専用注文書・住所変更届けは，そのまま切り離して FAX 用紙としてご利用ください．また，注文の場合手続き終了後，ご購入商品と郵便振替用紙を同封してお送りいたします．**代金が税込 5,000 円をこえる場合，代金引換便とさせて頂きます．**その他，申し込み・変更届けの方法は電話，郵便はがきも同様です．

◎代金引換について

　代金が税込 5,000 円をこえる場合，代金引換とさせて頂きます．配達員が商品をお届けした際に，現金またはクレジットカード・デビットカードにて代金を配達員にお支払い下さい(本の代金＋消費税＋送料)．(※年間定期購読と同時に 5,000 円をこえるご注文を頂いた場合は代金引換とはなりません．郵便振替用紙を同封して発送いたします．代金後払いという形になります．送料は，定期購読を含むご注文の場合は弊社が負担します)

◎年間定期購読のお申し込みについて

　年間定期購読は，1 年分を前金で頂いておりますため，代金引換とはなりません．郵便振替用紙を本と同封または別送いたします．送料弊社負担，また何月号からでもお申込み頂けます．

　毎年末，次年度定期購読のご案内をお送りいたしますので，定期購読更新のお手間が非常に少なく済みます．

◎住所変更届けについて

　年間購読をお申し込みされております方は，その期間中お届け先が変更します際，必ずご連絡下さいますようよろしくお願い致します．

◎取消，変更について

　取消，変更につきましては，お早めに FAX，お電話でお知らせ下さい．

　返品は，原則として受けつけておりませんが，返品の場合の郵送料はお客様負担とさせていただきます．その際は必ず弊社へご連絡ください．

◎ご送本について

　ご送本につきましては，ご注文がありましてから約 1 週間前後とみていただきたいと思います．

◎個人情報の利用目的

　お客様から収集させていただいた個人情報，ご注文情報は本サービスを提供する目的(本の発送，ご注文内容の確認，問い合わせに対しての回答等)以外には利用することはございません．

　その他，ご不明な点は弊社までご連絡ください．

株式会社 全日本病院出版会　〒 113-0033 東京都文京区本郷 3-16-4-7F
電話 03(5689)5989　FAX03(5689)8030　郵便振替口座 00160-9-58753

年　月　日

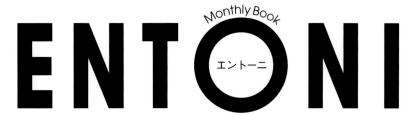

FAX 専用注文書

「Monthly Book ENTONI」誌のご注文の際は，このFAX専用注文書もご利用頂けます．また電話でのお申し込みも受け付けております．
毎月確実に入手したい方には年間購読申し込みをお勧めいたします．また各号1冊からの注文もできますので，お気軽にお問い合わせください．

バックナンバー合計
5,000円以上のご注文
は代金引換発送

―お問い合わせ先―
㈱全日本病院出版会　営業部
電話 03(5689)5989　　FAX 03(5689)8030

□年間定期購読申し込み　No.　　　から								
□バックナンバー申し込み									
No.	-	冊	No.	-	冊	No.	-	冊	No.	-	冊
No.	-	冊	No.	-	冊	No.	-	冊	No.	-	冊
No.	-	冊	No.	-	冊	No.	-	冊	No.	-	冊
No.	-	冊	No.	-	冊	No.	-	冊	No.	-	冊

□他誌ご注文

　　　　　　　　　冊　　　　　　　　　　　　冊

お名前	フリガナ　　　　　　　　　　　　㊞	電話番号

ご送付先	〒　　－　　　　　　　　　　　　　　　　　　　　　　　　　　　　　　　　　　□自宅　□お勤め先

領収書　無・有　（宛名：　　　　　　　　　　　　　　　　　　　　　　）

FAX 03-5689-8030 全日本病院出版会行

全日本病院出版会行

FAX 03-5689-8030

年　　月　　日

住 所 変 更 届 け

お名前	フリガナ	
お客様番号		毎回お送りしています封筒のお名前の右上に印字されております8ケタの番号をご記入下さい。

新お届け先	〒　　　　　　都道 　　　　　　　府県

新電話番号	（　　　　　）

変更日付	年　　月　　日より	月号より

旧お届け先	〒

※ 年間購読を注文されております雑誌・書籍名に✓を付けて下さい。

☐ Monthly Book Orthopaedics （月刊誌）

☐ Monthly Book Derma. （月刊誌）

☐ Monthly Book Medical Rehabilitation （月刊誌）

☐ Monthly Book ENTONI （月刊誌）

☐ PEPARS （月刊誌）

☐ Monthly Book OCULISTA （月刊誌）

FAX 03-5689-8030

全日本病院出版会行

Monthly Book ENTONI バックナンバー

2024. 8. 現在

No.248 編集企画／神田幸彦
補聴器・人工中耳・人工内耳・軟骨伝導補聴器
　　―聞こえを取り戻す方法の比較―

No.249 編集企画／將積日出夫
エキスパートから学ぶめまい診療　【増大号】4,800円+税

No.250 編集企画／藤枝重治
詳しく知りたい！舌下免疫療法

No.253 編集企画／小林一女
聴覚検査のポイント―早期発見と適切な指導―

No.257 編集企画／市村恵一
みみ・はな・のどの外来診療 update
　　―知っておきたい達人のコツ 26―　【増刊号】5,400円+税

No.258 編集企画／佐野 肇
耳鳴・難聴への効果的アプローチ

No.260 編集企画／岡野光博
高齢者の鼻疾患

No.261 編集企画／小川 洋
先天性サイトメガロウイルス感染症と難聴
　　―診断・予防・治療―

No.262 編集企画／中田誠一
ここが知りたい！CPAP療法

No.263 編集企画／小林俊光
エキスパートから学ぶ最新の耳管診療　【増大号】4,800円+税

No.264 編集企画／須納瀬 弘
耳鼻咽喉科外来処置での局所麻酔

No.265 編集企画／中川尚志
耳鼻咽喉科疾患とバリアフリー

No.266 編集企画／室野重之
知っておきたいみみ・はな・のどの感染症
　　―診断・治療の実際―

No.267 編集企画／角南貴司子
"めまい"を訴える患者の診かた

No.268 編集企画／野中 学
頭痛を診る―耳鼻いんこう科外来での pitfall―

No.269 編集企画／鈴木幹男
耳鼻咽喉科頭頸部外科手術の危険部位と合併症
　　―その対策と治療―

No.270 編集企画／櫻井大樹
耳鼻咽喉科医が知っておきたい薬の知識
　　―私はこう使う―　【増刊号】5,400円+税

No.271 編集企画／伊藤真人
子どもの難聴を見逃さない！

No.272 編集企画／朝蔭孝宏
高齢者の頭頸部癌治療
　　―ポイントと治療後のフォローアップ―

No.273 編集企画／吉川 衛
Step up！鼻の内視鏡手術―コツと pitfall―

No.274 編集企画／平野 滋
みみ・はな・のど アンチエイジング

No.275 編集企画／欠畑誠治
経外耳道的内視鏡下耳科手術（TEES）

No.276 編集企画／吉崎智一
耳鼻咽喉科頭頸部外科　見逃してはいけないこの疾患　【増大号】4,800円+税

No.277 編集企画／折田頼尚
どうみる！頭頸部画像―読影のポイントと pitfall―

No.278 編集企画／木村百合香
耳鼻咽喉科領域におけるコロナ後遺症
　　―どう診る，どう治す―

No.279 編集企画／工 穣
オンライン診療・遠隔医療のノウハウ
　　―海外の状況も含めて―

No.280 編集企画／藤本保志
嚥下障害を診る

No.281 編集企画／山﨑知子
ヒトパピローマウイルス（HPV）
　　―ワクチン接種の積極的勧奨にあたり知っておくべき知識―

No.282 編集企画／萩森伸一
顔面神経麻痺を治す

No.283 編集企画／守本倫子
見逃さない！子どものみみ・はな・のど外来診療　【増刊号】5,500円+税

No.284 編集企画／山本 裕
みみを診る―鑑別診断のポイントと治療戦略―

No.285 編集企画／三澤 清
頭頸部癌治療の新しい道―免疫・薬物療法―

No.286 編集企画／清水猛史
アレルギー性鼻炎・慢性副鼻腔炎の薬物療法
　　―適応と効果―

No.287 編集企画／古川まどか
頭頸部外来診療におけるエコー検査活用術

No.288 編集企画／堀井 新
めまい検査を活用しよう―適応と評価―

No.289 編集企画／大島猛史
みみ・はな・のどの"つまり"対応　【増大号】4,900円+税

No.290 編集企画／山下 勝
大人と子どもの首の腫れ

No.291 編集企画／楯谷一郎
頭頸部外科領域における鏡視下・ロボット支援下手術

No.292 編集企画／近松一朗
知っておくべきアレルギー・免疫の知識

No.293 編集企画／角田篤信
みみ・はな・のど診療に内視鏡をどう活かすか？

No.294 編集企画／細井裕司
軟骨伝導聴覚―耳鼻咽喉科医に必要な知識―

No.295 編集企画／高野賢一
扁桃手術の適応と新しい手技

No.296 編集企画／曾根三千彦
みみ・はな・のど鑑別診断・治療法選択の勘どころ　【増刊号】5,500円+税

No.297 編集企画／小川恵子
漢方治療を究める

No.298 編集企画／藤原和典
外来でみる甲状腺疾患

No.299 編集企画／野口佳裕
知っておきたい耳鼻咽喉科の遺伝性疾患
　　―診断と対応―

No.300 編集企画／堤 剛
めまい―診断と鑑別のポイント―

通常号⇒No.278まで　本体2,500円+税
No.279以降　本体2,600円+税

※その他のバックナンバー，各目次等
　の詳しい内容はHP
　（www.zenniti.com）をご覧下さい．

次号予告

**第一線のエキスパートが教える
耳科・鼻科における
術前プランニングと手術テクニック**

No. 302（2024 年 10 月増大号）

編集企画／獨協医科大学埼玉医療センター教授
田中康広

＜耳　科＞

鼓膜形成術（接着法）　　　　　河口倫太郎ほか
慢性中耳炎に対する鼓室形成術（顕微鏡下）
　　　　　　　　　　　　　　　日高　浩史
慢性中耳炎に対する内視鏡下耳科手術
　　　　　　　　　　　　　　　西池　季隆
外耳道後壁保存型鼓室形成術　　高田　雄介
外耳道後壁削除・乳突非開放型鼓室形成術
　（軟性再建・乳突充填なし）　平海　晴一
外耳道後壁削除・乳突非開放型鼓室形成術
　（硬性再建・乳突腔充填あり）　山本　和央ほか
真珠腫性中耳炎に対する内視鏡下耳科手術
　　　　　　　　　　　　　　　伊藤　吏
半規管の病変に対する水中内視鏡下手術
　　　　　　　　　　　　　　　本藏　陽平ほか
アブミ骨手術　　　　　　　　　水足　邦雄
内リンパ嚢開放術　　　　　　　小森　学

＜鼻　科＞

鼻中隔外鼻形成術の適応とテクニック
　　　　　　　　　　　　　　　朝子　幹也
下鼻甲介手術および後鼻神経切断術
　　　　　　　　　　　　　　　平野康次郎
内視鏡下鼻副鼻腔手術─術前のプランニング
　と Area management─　　　和田　弘太
EMMM（endoscopic modified medial
　maxillectomy）　　　　　　　中山　次久
EMLP（endoscopic modified Lothrop
　procedure）　　　　　　　　　野村　和弘
TACMI（transseptal access with crossing
　multiple incisions）法　　　　清水　藍子ほか
鼻副鼻腔乳頭腫に対する
　内視鏡下鼻副鼻腔手術　　　　青木　聡
眼窩病変に対する内視鏡下鼻内手術
　　　　　　　　　　　　　　　高林　宏輔
内視鏡下経鼻下垂体手術　　　　田中　秀峰
内視鏡下（前）頭蓋底手術　　　大村　和弘

掲載広告一覧

（株）中山書店　　　　　　　　　　　66

編集顧問：	本庄　　巌	京都大学名誉教授
	小林　俊光	仙塩利府病院 耳科手術センター長
編集主幹：	曾根 三千彦	名古屋大学教授
	香取　幸夫	東北大学教授

No. 301　編集企画：
阪本浩一　大阪公立大学特任教授

Monthly Book ENTONI　No.301

2024 年 9 月 15 日発行（毎月 1 回 15 日発行）

定価は表紙に表示してあります.

Printed in Japan

ⓒ ZEN・NIHONBYOIN・SHUPPANKAI, 2024

発行者　　末　定　広　光
発行所　　株式会社　全日本病院出版会
〒 113-0033 東京都文京区本郷 3 丁目 16 番 4 号 7 階
　　　　　電話（03）5689-5989　Fax（03）5689-8030
　　　　　郵便振替口座 00160-9-58753

印刷・製本　三報社印刷株式会社　　　電話（03）3637-0005
広告取扱店　株式会社文京メディカル　電話（03）3817-8036

・本誌に掲載する著作物の複製権・翻訳権・上映権・譲渡権・公衆送信権（送信可能化権を含む）は株式会社
　全日本病院出版会が保有します.
・**JCOPY**＜（社）出版者著作権管理機構　委託出版物＞
　本誌の無断複写は著作権法上での例外を除き禁じられています. 複写される場合は, そのつど事前に,（社）出版
　者著作権管理機構（電話 03-5244-5088, FAX 03-5244-5089, e-mail: info@jcopy.or.jp）の許諾を得てください.
　本誌をスキャン, デジタルデータ化することは複製に当たり, 著作権法上の例外を除き違法です. 代行業者等
　の第三者に依頼して同行為をすることも認められておりません.